Lynne Robinson & Caroline Brien

méthode Pilates

MARABOUT

Publié pour la première fois en Grande-Bretagne en 2002
par Macmillan, sous le titre *The Perfect Body, the Pilates Way*
Pan Macmillan Ltd, Pan Macmillan, 20 New Wharf Road, London N1 9RR, Basingstoke et Oxford

Traduction : Florence Paban avec la collaboration d'Isabelle de Jaham

sommaire

97 le ventre

125 les fessiers

137 les jambes et les cuisses

159 les mains et les pieds

173 la relaxation

remerciements

Jamais, dans mes rêves les plus fous, je n'aurais imaginé écrire un jour un livre intitulé *Un corps parfait* ! Très longtemps, j'ai négligé mon corps : j'avais une mauvaise posture et une alimentation déplorable, je ne faisais aucun exercice et j'avais été enceinte deux fois – vous devez commencer à imaginer de quoi j'avais l'air. Je me souviens aussi que je me sentais terriblement mal. J'étais rongée par la culpabilité d'être trop paresseuse pour mener une vie saine et je souffrais de voir que mon corps ne fonctionnait pas bien. J'avais toutes sortes de maux – douleurs intestinales, problèmes de dos, maux de tête et eczéma.

Il est très facile de reprocher aux livres et aux magazines de beauté d'être triviaux et superficiels. Pourtant, ils donnent de bons conseils sur les soins de beauté, l'alimentation et le sport. Nul ne prétend que changer d'exfoliant vous rendra heureux ou que faire six enroulements de la colonne par jour résoudra tous vos problèmes. Mais en apportant quelques menus changements à votre vie quotidienne, en prenant le temps de vous entraîner convenablement, de vous détendre, de faire les courses pour préparer des repas équilibrés, et même de prendre soin de votre peau au quotidien, vous vous sentirez mieux, vous aurez meilleure allure et vous serez en meilleure santé. Depuis que j'ai adopté un style de vie plus sain, j'ai retrouvé le contrôle de mon corps – je suis plus en forme aujourd'hui, à quarante-huit ans, que je ne l'étais à vingt-huit.

Qu'est-ce qu'un « corps parfait » ? Je ne sais pas. Je doute d'ailleurs que vous trouviez deux personnes d'accord sur une définition. En tout cas, ce n'est pas le corps des mannequins ultra-minces que l'on voit dans les magazines de mode, ni celui des poupées revues et corrigées par la chirurgie esthétique qu'affectionnent la presse masculine et les journaux à scandale. Nous avons tous le droit de nous sentir bien dans notre corps, mais il faut savoir que la santé et la beauté naturelles demandent des efforts et de la discipline. Sachons toutefois qu'en adoptant un style de vie plus équilibré, nous nous donnons des chances de réaliser notre véritable potentiel.

Je profite de l'occasion pour remercier tous les professionnels qui m'ont aidée à retrouver la santé, la beauté et la forme. J'ai eu le privilège de travailler avec de formidables professeurs de la méthode Pilates. Gordon Thomson, Miranda Bass et Lisa Bradshaw, en particulier, ont été une grande source d'inspiration. Le docteur Daya, Fiona Hunter et Raj Jagdev m'ont donné beaucoup d'informations sur toutes les questions d'alimentation et de santé en général. Quant à Dene, Gene et Vaishaly, ils m'ont aidée à chercher ce qu'il y a de meilleur en moi. Merci à tous !

Quand j'ai besoin de m'évader, je connais deux formidables centres de thalassothérapie. Deux fois par an, je pars en Thaïlande me détendre et travailler (en tant que consultante Pilates) dans le centre de thalassothérapie le plus luxueux du monde, le Chiva Som (« Havre de Vie »). J'en reviens toujours rajeunie et détendue. Mon autre refuge, également équipé d'un centre Pilates, est l'hôtel Fortina Spa de Malte, où je peux conjuguer alimentation saine, soins thermaux et, bien sûr, séances Pilates.

Enfin, je tiens à remercier tous ceux qui ont participé à la création de ce livre : Caroline, pour son enthousiasme, ses travaux de recherche, sa patience et ses connaissances infinies ; Jim Marks, pour son sens de l'humour et ses éclairages bienveillants ; et Lisa Valencia pour m'avoir mise en valeur dans les photographies de ce livre ! Et bien entendu, merci aux magnifiques mannequins qui ont si gentiment fait don de leur temps Jenny Heanen, Rachel Waldron et Charlotte Thomas.

Lynne Robinson

comment utiliser ce livre

Je tiens tout d'abord à remercier Lynne, qui sait mieux que personne transformer des heures de dur labeur en une partie de plaisir, et qui a toujours su me pousser à en faire un peu plus. Je suis également reconnaissante à Fiona Hunter pour ses conseils nutritionnels, ainsi qu'à l'inventif Jim Marks, la talentueuse Lisa Valencia et la magnifique Victoria Scriven, à qui l'on doit ces magnifiques photographies. Merci à Gordon Wise, Charlie Mounter et Rafi Romaya de chez Macmillan qui ont permis de faire vivre une belle idée et l'ont réalisée brillamment. Merci encore à Michael Alcock pour son grand sens des affaires. Merci à Eve Cameron, Vanessa Raphaely et Catherine Turner, qui m'ont beaucoup inspirée et guidée dès le début. Toute ma gratitude à Susan Harmsworth, Noella Gabriel et Nicky Kinnaird, qui m'ont fait partager leur grande connaissance dans ce livre et au fil des ans. Et enfin, un merci très spécial à Justin pour son amour, et à mes parents, Mary et Robert, pour leur amour et leur soutien. C'est, grâce à eux que je peux garder la tête froide malgré mes nombreux engagements.

Caroline Brien

Chaque chapitre de ce livre est consacré à une partie du corps, traite des principaux soucis qui y sont liés et propose de multiples solutions : méthode Pilates, soins de beauté et de santé. Ce livre explique le fonctionnement de la méthode Pilates grâce à des exercices pour débutants, niveau intermédiaire et niveau avancé, et propose quelques conseils en matière de soins de beauté, d'aromathérapie, de réflexologie et de techniques de massage. Notre approche s'intègre facilement à la vie moderne.

Mais avant tout, nous espérons que vous prendrez plaisir à utiliser ce livre. Qu'il devienne votre bible et qu'il vous aide à tirer le meilleur profit du temps que vous consacrez à vous-même.

Sachez que certains exercices, techniques de massage et huiles essentielles ne conviennent pas aux femmes enceintes. Demandez conseil à votre sage-femme ou à votre médecin avant de les utiliser. Il est toujours plus sage de prendre conseil auprès d'un médecin avant de commencer une nouvelle forme d'exercice. Par exemple, même si beaucoup d'exercices sont excellents pour les problèmes de dos, mieux vaut toujours demander l'avis d'un spécialiste avant de se lancer

introduction

Nous consacrons de moins en moins de temps à notre apparence physique. Sollicités par de multiples activités, nous nous contentons de résultats immédiats et de solutions de fortune, alors qu'il faut de la persévérance pour récolter les fruits d'un style de vie équilibré.
Pourtant, sachez que les bienfaits d'une nouvelle hygiène de vie sont durables et qu'il suffit d'intégrer quelques nouvelles habitudes à votre vie quotidienne.
Méthode pilates est un guide véritablement complet qui vous donnera les moyens d'être belle des pieds à la tête, à la fois extérieurement et intérieurement. Vous allez comprendre que votre apparence physique ne dépend pas seulement des cosmétiques que vous utilisez ou du temps que vous passez dans votre salle de sport, mais de la manière dont vous traitez votre corps en général et du temps que vous vous accordez.
Aujourd'hui, un corps parfait est un corps qui est beau, qui fonctionne bien et qui est au maximum de ses possibilités.

la méthode Pilates

Vous voulez avoir un corps parfait ? Ne cherchez plus, voici la méthode Pilates. Cette technique de remise en forme est révolutionnaire, car elle apportera de nombreux changements aussi bien à l'intérieur qu'à l'extérieur. Son principe est de vous apprendre à bien bouger et à faire de l'exercice avec une intelligence et une précision qui relèvent du pur bon sens.

Combien de temps faut-il pour en ressentir les bienfaits ? Joseph Pilates disait : « Après dix séances, vous sentez la différence. Après vingt séances, vous voyez la différence. Et après trente séances, vous avez un corps tout neuf. » Et quel corps ! Un corps non seulement plus mince et plus long, mais aussi plus souple et plus fort. Un corps musclé sans être massif. Un corps qui tire sa force de l'intérieur. Les bienfaits de cette méthode sont innombrables :

- un ventre plus ferme et plus plat ;
- une meilleure posture ;
- plus de souplesse ;
- des bras et des épaules musclés ;
- une taille fine ;
- des fesses et des cuisses plus fermes ;
- moins de cellulite ;
- un meilleur souffle ;
- des muscles dorsaux plus forts ;
- un meilleur alignement ;
- une meilleure force centrale ;
- un meilleur équilibre ;
- une meilleure coordination ;
- une densité osseuse plus forte ;
- des articulations souples ;
- une meilleure circulation ;
- un regain d'énergie ;
- moins de stress ;
- une vie sexuelle plus riche ;
- un sentiment de bien-être ;
- une meilleure immunité.

✱ Joseph Pilates créa son premier centre à New York dans les années 1920, et cela fait plus de 80 ans que les stars, danseurs et autres célébrités connaissent les bienfaits de la méthode Pilates. Sa clientèle se composait essentiellement d'artistes du spectacle – des danseurs pratiquant ses exercices en complément de leur entraînement classique ou des acteurs désirant avoir un corps superbe et se mouvoir avec aisance et grâce sur une scène ou un plateau de cinéma. Katherine Hepburn et Lauren Bacall étaient des fidèles. Dans leur sillage, de nombreuses personnalités ont essayé la méthode Pilates. Citons notamment :

- Uma Thurman ;
- Liz Hurley ;
- Sigourney Weaver ;
- Courteney Cox Arquette ;
- Jennifer Aniston ;
- Portia de Rossi ;
- Sarah Jessica Parker ;
- Stefanie Powers ;
- Tracy Ullman ;
- Jodie Foster ;
- Madonna ;
- Annie Lennox ;
- Sharon Stone.

Toutes ces femmes sont superbes. Mais vous êtes-vous jamais demandé ce qui donne son charme à une femme ? Ce ne sont pas toujours une silhouette ou des traits parfaits. Un corps parfait tient davantage de la confiance en soi et de la mise en valeur de ses atouts. Si vous vous sentez bien dans votre peau, si vous connaissez bien votre corps et si vous êtes détendu, vous émettez des signaux positifs. Vos vêtements, votre maquillage ou votre travail peuvent influer sur votre charme, mais à la fin de la journée, c'est le fait de vous sentir véritablement bien dans votre corps qui fera la différence. La méthode Pilates peut justement vous aider à connaître et à aimer votre corps. Au fil des exercices, vous vous connaîtrez de mieux en mieux.

d'où vient l'efficacité de la méthode Pilates ?

La méthode Pilates opère à de nombreux niveaux et d'une manière radicalement différente de celle des autres formes d'exercice. Son principal objectif est de changer votre façon de bouger, de rééduquer votre corps et de vous apprendre les bons mouvements. Joseph Pilates n'avait aucune formation médicale, mais il avait compris quels mouvements et quel alignement étaient justes. De santé fragile durant son enfance, il chercha par tous les moyens à renforcer son organisme. Il pratiqua ainsi le yoga, la gymnastique, le ski, l'autodéfense, la danse, les arts du cirque et la musculation, avant de mettre au point son propre programme d'entraînement. Les heures passées à explorer les autres disciplines lui permirent de savoir instinctivement quels exercices étaient efficaces ou non.

Vous êtes-vous jamais demandé pourquoi les abdominaux que vous faites sont inutiles ? Pourquoi votre ventre n'est toujours pas plat ? Pourquoi vos bras et vos cuisses restent flasques malgré les heures passées à la salle de gym ? La réponse est que vous ne travaillez pas efficacement. La méthode Pilates vous apporte une connaissance de votre corps qui vous permet de comprendre comment tirer le meilleur profit de votre entraînement. Elle réapprend à votre corps à faire les bons mouvements et à avoir une bonne posture. Quand vous ferez de l'exercice, vous pourrez ainsi cibler les bons muscles. Tant que vous ferez de mauvais mouvements, les exercices ne feront qu'accentuer la tendance : les muscles dominants continueront à prendre le dessus et les muscles faibles le resteront. En outre, les autres méthodes de remise en forme se concentrent sur les muscles superficiels et ignorent les muscles posturaux, pourtant capitaux. À l'inverse, la méthode Pilates commence par vous apprendre à trouver et à consolider vos muscles posturaux profonds, puis s'appuie sur cette force. Ainsi, tout changement repose sur de solides fondations – d'où des résultats durables.

Le programme Pilates que nous avons préparé comprend des exercices de musculation au sol, avec et sans haltères. Ajoutez-y trois séances hebdomadaires d'endurance de 20 à 30 minutes, et votre programme de remise en forme sera complet.

par où commencer ?

La méthode Pilates repose sur huit principes :

- relaxation ;
- concentration ;
- respiration ;
- alignement ;
- centrage ;
- coordination ;
- fluidité ;
- résistance.

relaxation

C'est le point de départ de toute séance de Pilates. Il peut paraître étrange de commencer une séance d'entraînement par de la relaxation, mais notre priorité est que vous vous débarrassiez de votre stress quotidien. Être détendu ne signifie pas être avachi, mais libéré des tensions indésirables, prêt à bouger avec aisance et liberté. Il est essentiel d'apprendre à identifier et à libérer les zones de tension avant de s'entraîner pour éviter de faire travailler les mauvais muscles. Nous devons apprendre à déconnecter les muscles dominants, sans quoi ils continueront à prendre le dessus, perpétuant ainsi de mauvais mouvements. Les tensions dans la région de la nuque et des épaules sont très fréquentes. Si vous passez beaucoup de temps assis, les muscles des hanches et les ischio-jambiers finissent eux aussi par se contracter. Nous vous indiquerons quelques étirements pour libérer ces tensions.

La position de relaxation présentée page 23 est un bon moyen de commencer une séance – vous constaterez que beaucoup d'exercices commencent et se terminent dans cette position. Mais au fil de votre progression dans la méthode Pilates, vous pourrez obtenir le même résultat avec n'importe quel exercice.

concentration

La relaxation exige une concentration sur soi-même. La méthode Pilates est un programme de remise en forme mentale et physique qui sollicite aussi bien le corps que l'esprit. Elle vous oblige à vous concentrer sur chaque mouvement et développe votre *feedback* sensoriel (ou sens kinesthésique) pour vous permettre de vous situer dans l'espace et de savoir à chaque seconde ce que fait chaque partie de votre corps. Même si, avec le temps, les mouvements deviennent des automatismes, vous devez rester concentré, car vous pourrez toujours accéder à un niveau de conscience supérieur. Utilisez les exercices décrits dans ce livre pour améliorer la connexion entre votre corps et votre esprit, et vous verrez que vous prendrez beaucoup plus conscience de votre corps, non seulement pendant les exercices mais aussi dans vos activités quotidiennes. Vous vous concentrerez mieux et vous coordonnerez mieux vos mouvements.

respiration

Mieux respirer est probablement le plus beau cadeau à faire à votre état de santé général – c'est aussi ce que nous considérons tous comme acquis. Pourtant, rares sont ceux qui respirent efficacement. Si nous respirons mal, nous nous privons des formidables bienfaits de l'oxygène, qui alimente toutes les cellules de notre corps. Vous obtiendrez d'excellents résultats en apprenant à respirer plus efficacement, à augmenter votre capacité pulmonaire et à utiliser les lobes pulmonaires inférieurs aussi bien que supérieurs. En prenant le temps de maîtriser la respiration latérale ou thoracique (voir page 21-22), vous ferez du bien à vos cheveux, à votre peau, à vos ongles, à vos os et améliorerez votre bien-être général. Qui plus est, quand cette respiration sera devenue un automatisme, vous en tirerez les bénéfices à chaque instant.

alignement

En rappelant constamment à votre corps comment se tenir debout, assis ou allongé et en bougeant correctement, vous adopterez un meilleur alignement – essentiel à un bon équilibre musculaire et à une belle silhouette. Se tenir voûté est extrêmement inesthétique – on paraît plus petit et plus gros, et même la poitrine semble s'affaisser. En outre, si vous vous entraînez sans vous soucier de la bonne position de vos articulations, vous risquez de les soumettre à des tensions qui peuvent les user, voire provoquer de l'ostéoarthrite. En plaçant vos os dans la bonne position, vous faites travailler les bons muscles qui, à leur tour, soutiennent les articulations plutôt que de les solliciter. La plupart du temps, on ne réalise pas que le simple fait de bien se tenir fait travailler tous les muscles posturaux du dos.

Comment bien se tenir debout

Voici quelques indications qui vous aideront à adopter un bon alignement :

- tirez la tête vers l'avant et vers le haut ;
- détendez le cou ;

- abaissez les omoplates dans le dos ;
- relâchez le sternum ;
- écartez les coudes ;
- étirez la colonne vertébrale ;
- vérifiez la neutralité du bassin (page 24) ;
- écartez les pieds de la largeur du bassin et gardez les jambes parallèles ;
- relâchez les genoux. Posez les pieds bien à plat au sol – ne les laissez pas rouler vers l'intérieur ou l'extérieur.

La boussole de la page 24 vous aidera à trouver la bonne position neutre du bassin et de la colonne vertébrale. Une fois cette neutralité acquise en position de relaxation (voir page 23), entraînez-vous à la retrouver debout, assis ou allongé sur le côté, jusqu'à ce que vous adoptiez totalement cette position. Sauf indication contraire, tous les exercices doivent se pratiquer en position neutre. Lorsque les muscles du bassin sont très déséquilibrés, cette position est parfois difficile à conserver. Dans ce cas, consultez un praticien Pilates, un kinésithérapeute, un chiropracteur ou un ostéopathe. Il faut parfois se contenter de travailler dans la meilleure position neutre possible pour soi, ou utiliser des accessoires tels que serviettes ou coussins plats. Mais généralement, au bout de quelques mois, lorsque les muscles commencent à trouver un nouvel équilibre, la position neutre devient plus confortable.

centrage : créer une ceinture de force

Joseph Pilates n'avait aucune formation médicale, mais il avait compris que s'il rentrait le nombril en direction de la colonne vertébrale, il protégeait le bas de son dos. C'est ainsi qu'il introduisit le sens « nombril-colonne vertébrale » dans tous ses exercices. Il baptisa « centrale énergétique » la région située entre les hanches et la cage thoracique, enseignant que tout mouvement doit émaner de ce puissant centre. Les muscles posturaux profonds servent ainsi à stabiliser la colonne vertébrale – ce que les kinésithérapeutes appellent la stabilité posturale.

Les principaux muscles sont le transverse, le plus profond des muscles abdominaux, et le grand dorsal, un muscle vertébral profond. Les récentes recherches médicales indiquent que pour une stabilité optimale, le mouvement doit partir des muscles du périnée (ou plancher pelvien), puis être relayé par les abdominaux inférieurs. C'est pourquoi la méthode Pilates reprend toujours le mouvement de « remonter le périnée et rentrer le ventre ». En expirant, vous remontez les muscles du périnée et vous rentrez les muscles abdominaux inférieurs vers la colonne vertébrale, comme si vous remontiez une fermeture éclair interne !

Vous remarquerez que j'emploie le terme « rentrer » pour décrire ce mouvement. Il est impératif de ne pas trop contracter les abdominaux, car cela crée des tensions inutiles et sollicite généralement les mauvais muscles. Dans l'idéal, les muscles stabilisateurs doivent fonctionner à moins de 25 % de leur potentiel, car ce sont des muscles posturaux qui ont besoin d'endurance. Ils travaillent pour vous 24 heures sur 24, 365 jours par an ! Quand vous aurez appris à créer un centre puissant, vous ajouterez des mouvements tels que la rotation, la flexion et l'extension. Des exercices vous guideront pas à pas à partir de la page 31.

coordination

Une fois que vous êtes détendu, concentré, conscient et aligné, que vous respirez (ou que vous apprenez à respirer) efficacement, et que vous avez localisé et tonifié vos muscles posturaux profonds, vous êtes prêt à ajouter des mouvements. Au départ, il n'est pas facile de bien bouger, mais cela devient vite un automatisme inscrit dans la mémoire musculaire. L'apprentissage de cette coordination est un excellent exercice intellectuel et physique qui stimule les voies de communication bilatérale. Commencez par de petits mouvements et progressez vers des combinaisons plus compliquées. L'idée est de se lancer constamment des défis. Pour débuter, gardez toujours les membres près du corps pour ne pas perdre votre alignement et votre stabilité. Quel que soit l'exercice que vous pratiquez, les mouvements doivent être exécutés avec une précision et une maîtrise parfaites. À force de répéter ces mouvements justes et de faire travailler les bons muscles à la bonne longueur, au bon moment et à bon escient, vous commencerez à changer votre manière de bouger.

fluidité

La méthode Pilates repose sur des mouvements naturels pratiqués en douceur, avec grâce et souci du détail. Vous ne serez pas obligé de vous contorsionner dans des positions délicates ni de forcer. Les mouvements sont généralement lents et les étirements partent d'un centre fort, d'où vous pouvez vérifier votre alignement et votre concentration sur les bons muscles. Mais qui dit lent ne dit pas pour autant facile – en réalité, il est plus difficile de pratiquer un exercice lentement que rapidement, et il est plus difficile de tricher !

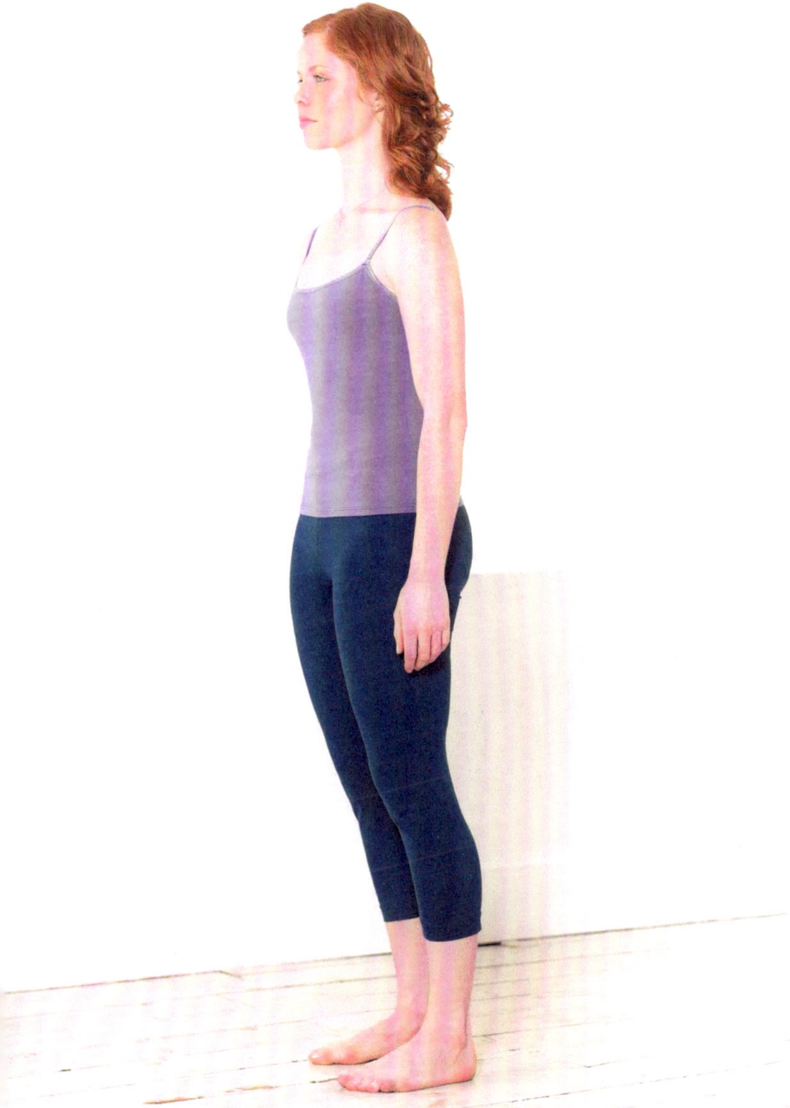

résistance

Pour finir, la méthode permet d'améliorer la résistance et l'endurance. Pour ce faire, il faut solliciter la stabilité, travailler avec des leviers plus longs (une jambe tendue plutôt que pliée, par exemple), ajouter des poids, et utiliser des surfaces instables ou des résistances. Beaucoup de personnes se plaignent d'être fatiguées après une journée où elles sont restées debout ; la vraie et simple raison est qu'une mauvaise position, debout ou autre, est fatigante : la cage thoracique est comprimée et, par conséquent, les poumons sont emprisonnés. En apprenant à ouvrir et à étirer votre corps, vous adopterez une respiration plus efficace. Tous les exercices de la méthode Pilates sont conçus pour stimuler le bon fonctionnement des systèmes respiratoire, lymphatique et circulatoire. À mesure que vous pratiquerez de mieux en mieux les exercices et que vos muscles commenceront à travailler correctement, vous verrez votre résistance s'améliorer considérablement. Vous ne gaspillerez plus votre énergie en tensions inutiles ni en mouvements inefficaces. Songez à une voiture bien entretenue dont le moteur est bien réglé et les roues parfaitement dans l'axe – elle fonctionne mieux. Votre corps est précieux et, tout comme cette voiture, vous devez en prendre soin.

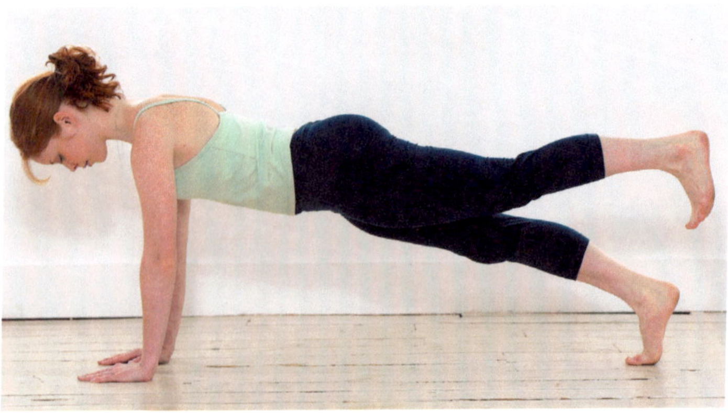

les préparatifs

le matériel

- Une chaise à dossier droit.
- Un tapis anti-glisse matelassé ou un tapis de yoga plié en deux.
- Une serviette pliée ou un petit coussin plat.
- Un gros coussin.
- Un oreiller plat.
- Une balle de tennis.
- Un foulard, une longue serviette ou un tendeur.
- Une tenue ample et confortable. Restez pieds nus.
- Des haltères de 2,5 kg maximum chacun (ou des objets courants du même poids faciles à tenir).
- Des poids pour les chevilles d'environ 1 kg chacun. Autre solution : prenez une paire de vieux collants, coupez les jambes, faites un nœud à 15 centimètres du pied, versez du riz ou des légumes secs et faites un nœud à 15 cm de l'autre extrémité. Puis enroulez chaque « sac » autour de vos chevilles.

avant de commencer

Préparez l'espace où vous allez travailler. Il doit être chaud, confortable et calme. Ne pratiquez pas si :

- vous ne vous sentez pas bien ;
- vous venez d'achever un repas copieux ;
- vous avez bu de l'alcool ;
- vous souffrez d'une blessure ; Consultez d'abord votre médecin, car vous avez peut-être d'abord besoin de repos ;
- vous venez de prendre des antalgiques, car ils peuvent masquer des signaux d'alerte ;
- vous prenez des médicaments. Là encore, commencez par consulter votre médecin.

ATTENTION !

Certains des exercices de ce programme ne conviennent pas aux femmes enceintes.

les principes de la méthode Pilates

Nous allons maintenant vous enseigner pas à pas les gestes nécessaires à une bonne pratique des exercices. Quand vous maîtrisez un exercice, vous pourrez passer au suivant. Chaque exercice vous permet d'acquérir un geste qui vous aidera à son tour à développer d'autres mouvements, et ainsi de suite pour aboutir à des automatismes qui ne vous demanderont plus autant d'efforts qu'en débutant.

Souvenez-vous de votre première leçon de conduite. Il y avait tellement de détails à retenir : la conduite, l'embrayage, les vitesses, les freins, les rétroviseurs, les panneaux, etc. Je suis sûre que, à l'époque, vous pensiez que vous n'y arriveriez jamais et que vous admiriez ceux qui conduisaient avec facilité. Puis, tout d'un coup, tout s'est mis en place, et vous conduisez naturellement sans avoir à penser à tout. Il en va exactement de même avec la méthode Pilates. Au début, vous croirez ne jamais réussir à rester neutre, à respirer amplement et à rester centré, mais tout finira par prendre sa place et vous serez prêt à progresser.

Les gestes fondamentaux nécessaires pour débuter sont la respiration, l'alignement et le centrage.

la respiration

Tenez-vous debout devant un miroir et regardez-vous prendre une profonde inspiration. Vos épaules remontent-elles vers les oreilles ? Le bas du ventre gonfle-t-il quand vous inspirez ? La plupart du temps, nous respirons mal et n'utilisons qu'une toute petite partie de nos capacités respiratoires. L'idéal est de respirer profondément en ouvrant complètement la cage thoracique de plusieurs centimètres. Songez à un ballon qui gonfle dans toutes les directions. En respirant ainsi, le volume de la cavité thoracique – et donc la capacité d'absorption d'oxygène – augmente. Cette technique encourage également l'utilisation maximum de la partie inférieure des poumons.

Ce type de respiration – appelée respiration thoracique ou latérale – rend le haut du corps plus souple et plus mobile. Les poumons sont comme des soufflets : la cage thoracique inférieure s'ouvre largement à l'inspiration et se referme à l'expiration. À l'inspiration, le diaphragme descend automatiquement. Il ne faut pas bloquer sa descente, mais au contraire encourager ce mouvement en largeur et en arrière. Voici un exercice qui vous aidera à apprendre la respiration thoracique.

Tenez-vous droit, assis ou debout. Passez un foulard ou une serviette autour de vos côtes et croisez ce tissu devant vous.

Resserrez-le délicatement, inspirez et laissez vos côtes l'écarter (veillez à ne pas trop soulever le sternum).

À l'expiration, serrez délicatement le tissu pour vider complètement les poumons et détendre la cage thoracique en relâchant le sternum.

À l'expiration, vous contractez les muscles du périnée et vous rentrez le ventre (voir les explications page 15 dans « Créer une ceinture de force »), pour donner une stabilité à la fois lombaire et pelvienne à vos mouvements. Plus tard, ces muscles continueront à travailler à l'inspiration et à l'expiration.

Ne forcez jamais la respiration. Elle doit aller et venir naturellement au rythme des mouvements. Certaines personnes trouvent cela difficile au début, surtout si elles sont habituées à d'autres techniques de remise en forme. Mais, une fois maîtrisée, cette méthode prend tout son sens.

En règle générale :

- prenez une inspiration pour vous préparer à un mouvement ;

- expirez, remontez le périnée, rentrez le ventre (voir page 26) et faites le mouvement ;
- inspirez, le ventre rentré, pour récupérer ;
- faire le mouvement à l'expiration vous permet de vous détendre à l'étirement et d'éviter les tensions. Cela vous procure également une plus grande stabilité posturale au moment le plus difficile de l'exercice et vous évite de retenir votre respiration, et donc de solliciter inutilement le cœur et de risquer de graves complications.

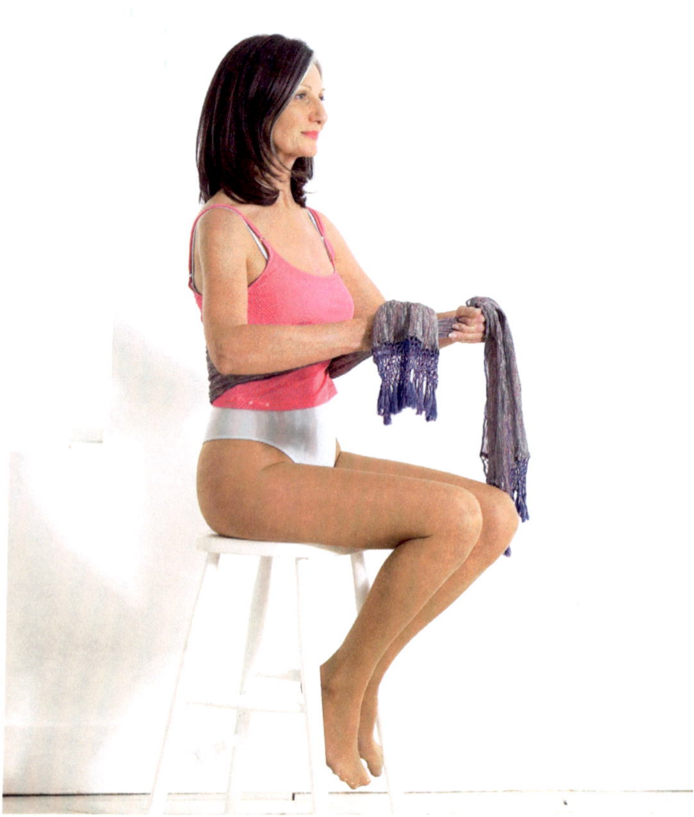

la position de relaxation

Nous nous y référerons tout au long de ce livre.

↘ Matériel

Un coussin plat ou une serviette pliée (facultatif).

→ Allongez-vous sur le dos avec, si nécessaire, une petite serviette ou un coussin plat et ferme sous la tête pour étirer la nuque.

→ Pieds parallèles, écartez-les de la largeur des hanches et pliez les genoux.

→ Posez les mains sur le bassin. Pensez à écarter les coudes et les omoplates.

→ Relâchez le cou, détendez le sternum et étirez la colonne vertébrale.

→ Le bassin et la colonne vertébrale doivent se trouver en position neutre (voir explications page 24 dans « Trouver la position neutre »), qui respecte leur inclinaison et leur courbure naturelles.

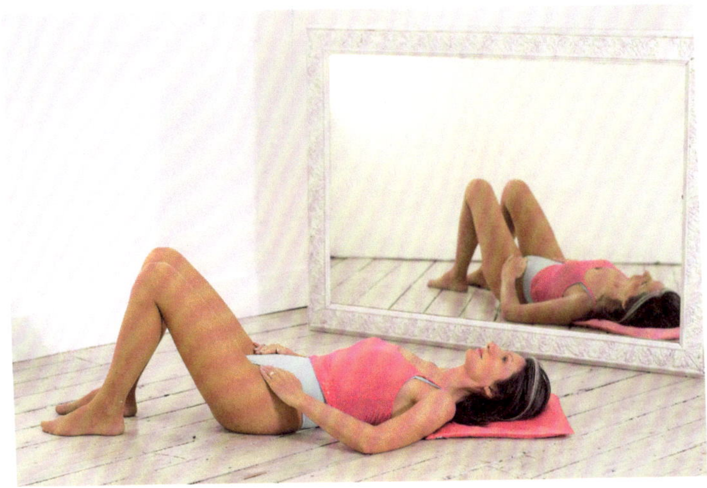

l'alignement : trouver la position neutre ; la boussole

Si, quand vous vous entraînez, le bassin et la colonne vertébrale sont mal placés, vous courez le risque de créer des déséquilibres musculaires et des tensions dans la colonne vertébrale. L'objectif de la méthode Pilates est de placer le bassin et la colonne vertébrale dans leur position neutre naturelle. Pour la trouver, suivez les étapes suivantes

→ Allongez-vous en position de relaxation (voir page 23).

→ Imaginez qu'une boussole est posée au bas de votre ventre. Le nombril est au nord, l'os pubien au sud, l'est et l'ouest se trouvant de part et d'autre. Puis essayez deux mauvaises positions avant de trouver la bonne.

→ Basculez le bassin vers le nord. Le bassin s'enfonce, la taille s'aplatit, le creux des reins s'efface et le coccyx décolle du sol. Contractez les muscles autour des hanches et des abdominaux.

→ Puis basculez doucement et prudemment le bassin dans l'autre sens, vers le sud (évitez ce mouvement si vous souffrez du dos). Le bas du dos se creuse, les côtes s'ouvrent et l'estomac pointe en avant. Puis revenez à la position initiale.

→ La position neutre se situe entre ces deux extrêmes. Reprenez l'image de la boussole et voyez l'aiguille comme un niveau à bulle. Une fois en position neutre, l'os pubien et les os pelviens sont au même niveau et le sacrum repose totalement au sol.

✱ LA FORCE CENTRALE

L'utilisation de votre ceinture de force ou de votre centrale énergétique est au cœur de la méthode Pilates. Vous devez apprendre à stabiliser votre colonne lombaire, votre bassin, vos omoplates et votre cou.

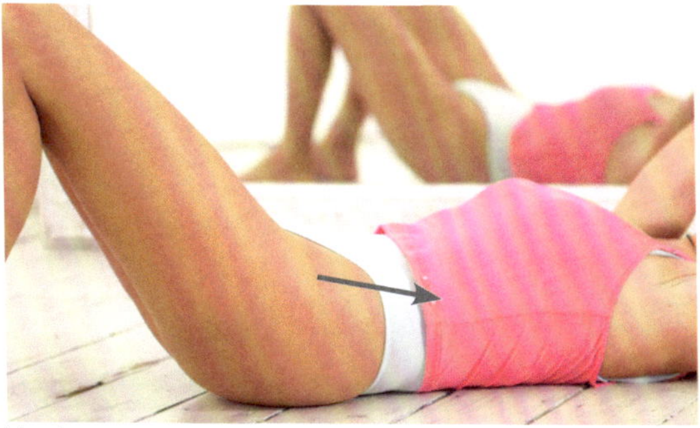

Nord

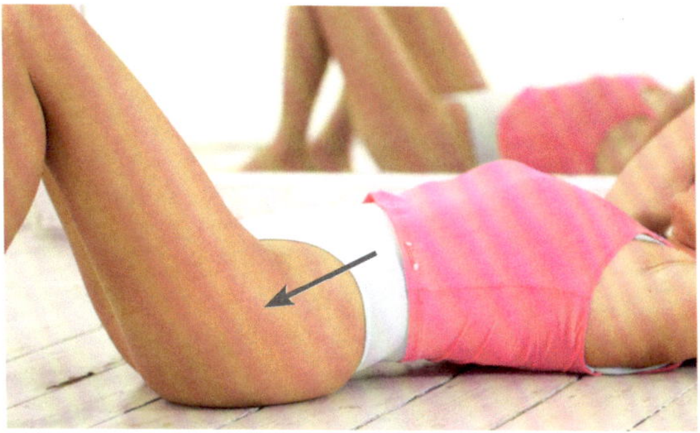

Sud

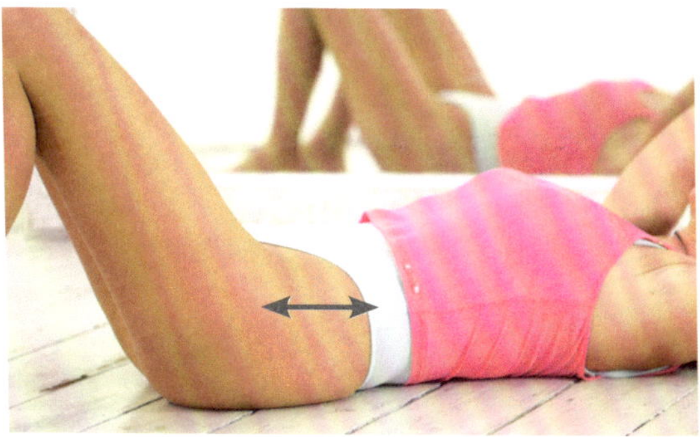

Neutre

le centrage : l'ascenseur pelvien *(en position assise)*

↘ Objectif

Cet exercice a été créé dans le but d'isoler et de mobiliser les muscles stabilisateurs profonds du bassin, du périnée et de la colonne vertébrale – le transverse et le grand dorsal. Pour acquérir la meilleure stabilité possible, il faut pouvoir contracter le périnée tout en creusant les abdominaux inférieurs pour faire travailler les transverses. Nous disons remonter le périnée et rentrer le ventre. C'est un peu comme de remonter une fermeture éclair interne.

Il n'est pas facile d'isoler et de mobiliser le périnée. Cela demande une très grande concentration. Le périnée est le muscle du vagin chez les femmes et de l'urètre chez les deux sexes. L'une des manières de le localiser est de sucer son pouce en le tirant vers le haut. Aussi bizarre que cela paraisse, c'est efficace ! Il faut imaginer que les muscles se resserrent par les côtés – plutôt que d'avant en arrière –, puis légèrement vers le haut (voir plus loin). Pensez à un obturateur qui se ferme. À ce stade, nous ne voulons pas que vous mobilisiez les muscles autour de l'anus, car les fessiers ont trop facilement tendance à se mobiliser et à se substituer au périnée.

Une fois que vous aurez localisé les muscles du périnée, il sera plus facile d'isoler les transverses. Pour les faire travailler correctement (à 25 % maximum), pensez à :

- rentrer le ventre ;
- contracter le périnée ;
- rentrer les abdominaux vers la colonne vertébrale ;
- inspirer.

↘ Position de départ

Asseyez-vous sur une chaise en veillant à vous tenir droit, votre poids équitablement réparti sur les deux fesses. Imaginez que votre périnée est une sorte d'ascenseur et que l'exercice consiste à le faire monter aux différents étages d'un immeuble.

↘ Mouvement

→ Prenez une inspiration ample et profonde dans le dos et les côtés, puis étirez la colonne vertébrale.

→ À l'expiration, contractez les muscles du périnée comme pour vous retenir d'uriner.

Pensez à les resserrer par les côtés plutôt que d'avant en arrière. Faites monter l'ascenseur pelvien au premier étage de l'immeuble. Inutile d'aller plus loin.

→ Inspirez et laissez redescendre l'ascenseur au rez-de-chaussée.

Voyons toutefois ce qui se passe quand l'ascenseur monte plus haut...

→ Expirez et faites monter l'ascenseur au deuxième étage.

→ Inspirez et relâchez.

→ Expirez et faites monter l'ascenseur au troisième étage. Vous remarquerez que là, le grand droit de l'abdomen travaille automatiquement.

→ Inspirez et relâchez.

↘ Précautions

- Quand vous atteignez le premier étage, vous devez sentir travailler les abdominaux inférieurs profonds. Ce sont les transverses qui entrent en scène. En commençant ainsi, vous encouragez les grands droits de l'abdomen à rester au repos. Si vous montiez l'ascenseur jusqu'en haut, vous feriez probablement travailler les muscles à plus de 30 %, et les grands droits prendraient le relais. Conclusion : allez-y en douceur.
- Les muscles fessiers ne doivent pas intervenir.
- Détendez les mâchoires.
- Ne montez pas non plus les épaules au dernier étage – elles doivent rester basses et détendues.
- Essayez de ne pas contracter les hanches.
- Le bassin et la colonne vertébrale restent immobiles.

Après avoir localisé les muscles de votre périnée, apprenez à les faire travailler dans différentes positions. À partir de maintenant, on vous répétera sans cesse de remonter le périnée et de rentrer le ventre – vous devez vous imaginer que vous remontez une fermeture éclair interne depuis votre périnée en même temps que vous creusez les abdominaux inférieurs en direction la colonne vertébrale. En plus d'être important pour mieux connaître votre corps, cet exercice peut améliorer votre vie sexuelle. Mais pensez à vous arrêter au premier étage ! Travaillez en douceur et sans forcer. Les positions expliquées à partir de la page 21 vous aideront à veiller à le faire correctement.

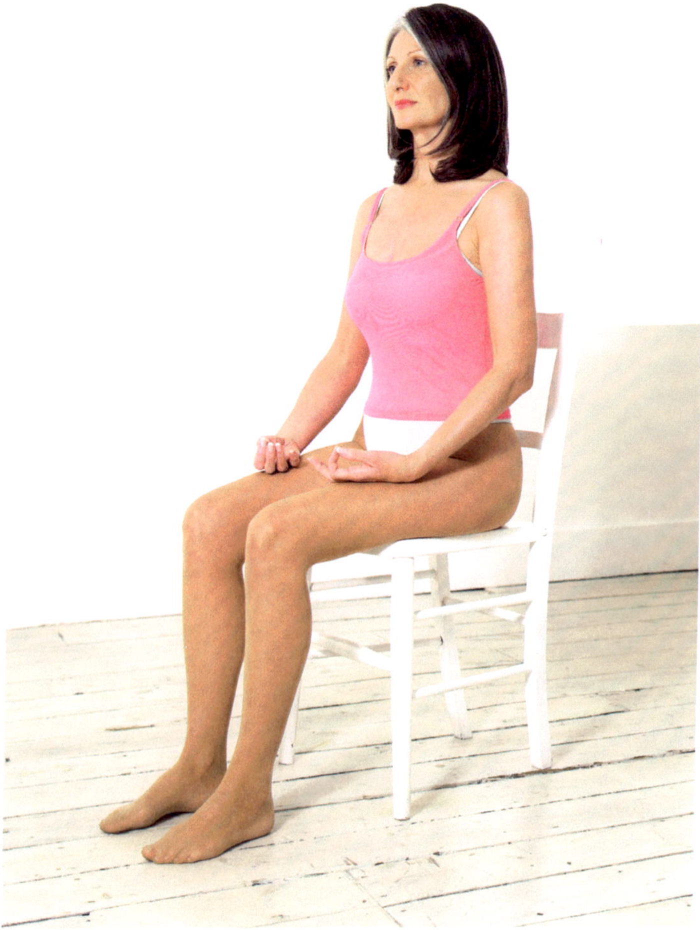

stabilité à quatre pattes

Essayez cet exercice en sous-vêtements, en plaçant un miroir sous le torse pour vérifier que les grands droits de l'abdomen restent au repos.

↘ Position de départ

Mettez-vous à quatre pattes, les mains écartées de la largeur des épaules et les genoux écartés de la largeur des hanches. Placez la tête dans l'alignement du coccyx et le bassin en position neutre. Pour mieux rester dans cette position neutre, imaginez que vous avez une petite flaque d'eau dans le creux des reins.

↘ Mouvement

→ Inspirez pour vous préparer.

→ Expirez, remontez le périnée et rentrez le ventre. Votre dos ne doit pas bouger.

→ Inspirez et relâchez.

→ Et maintenant, essayez de maintenir la contraction du périnée à l'inspiration et à l'expiration.

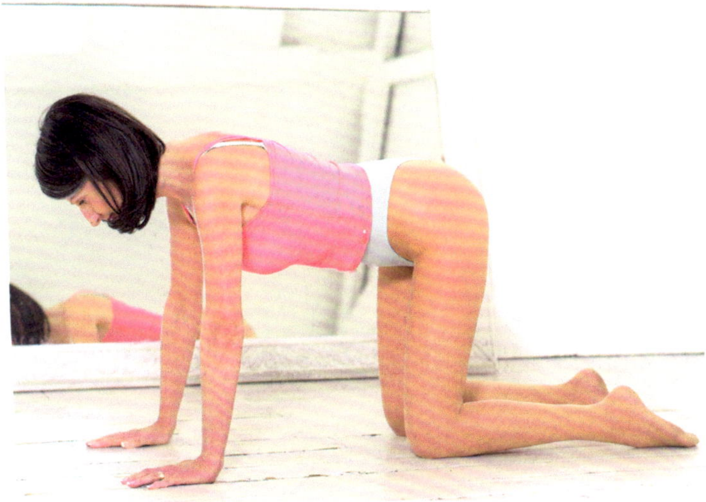

stabilité à plat ventre

Vous allez maintenant développer un centre fort. Dans la plupart des exercices, on vous demandera de remonter le périnée et de rentrer le ventre avant et pendant les mouvements en vous étirant à partir de votre centre fort.

↘ Matériel

Un petit coussin plat (facultatif).

↘ Position de départ

Couchée sur le ventre, le front sur les mains jointes. Écartez les épaules et relâchez le haut du dos (au besoin, glissez un petit coussin plat sous le ventre pour soulager le bas du dos). Les jambes sont relâchées dans le prolongement des épaules.

↘ Mouvement

→ Inspirez pour vous préparer.

→ Expirez, remontez le périnée et rentrez le ventre en décollant les abdominaux inférieurs du sol.

→ Imaginez que vous avez placé un œuf très fragile juste au-dessus de votre os pubien. Ne serrez pas les fessiers. Le bassin et la colonne vertébrale doivent rester absolument immobiles.

→ Inspirez et relâchez.

→ Là encore, essayez de maintenir le périnée contracté à l'inspiration et à l'expiration.

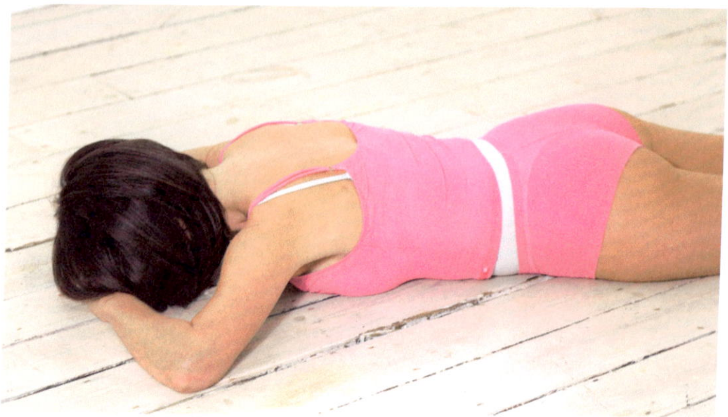

stabilité en position de relaxation

↘ Position de départ

Allongez-vous en position de relaxation (voir page 23). Vérifiez que le bassin est en position neutre. Puis posez délicatement les mains sur les abdominaux inférieurs, quelques centimètres au-dessous et à l'intérieur des os pelviens.

↘ Mouvement

→ Inspirez pour vous préparer et étirez la colonne vertébrale.

→ Expirez, remontez le périnée et rentrez le ventre.

→ Ne basculez pas le bassin. Ne poussez pas sur la colonne. Gardez le coccyx étiré et en contact avec le sol.

→ Respirez normalement en maintenant la contraction du périnée et le creusement abdominal. Prenez six inspirations.

Veillez bien à ne pas basculer le bassin (vers le nord), car vous perdriez votre position neutre, et vos autres muscles – les grands droits de l'abdomen et les fléchisseurs de la hanche – se substitueraient aux transverses. Si vous préférez glisser les mains sous la taille, vérifiez que vous ne poussez pas sur la colonne. Une fois que votre centre sera fort, vous pourrez ajouter des mouvements des membres, puis d'autres mouvements tels que la rotation, la flexion et l'extension.

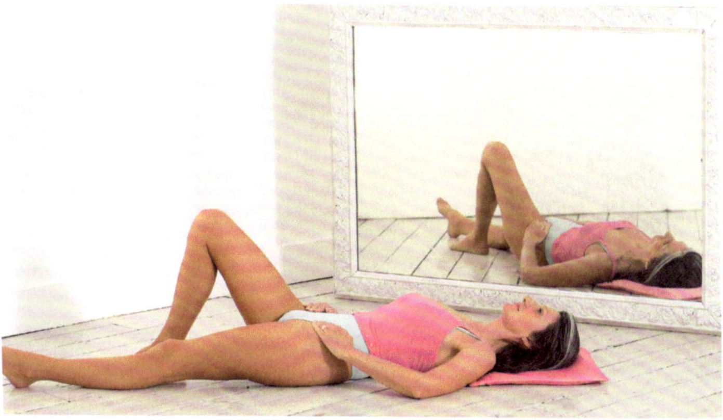

stabilité du bassin – glissement, bascule, flexion et rotation des jambes

↘ Objectif

Maintenant que vous savez respirer, que vous avez un bon alignement et que votre centre est fort, apprenez à coordonner tout cela en mouvement. Au départ, ce n'est pas facile, mais cela devient rapidement un automatisme. En attendant, l'apprentissage de cette coordination est un formidable entraînement intellectuel et physique qui stimule la communication bilatérale entre le cerveau et les muscles.

Commencez par de petits mouvements, puis passez à des combinaisons plus compliquées. Voici quatre mouvements qui exigent tous un bassin totalement immobile. Pour vous aider, imaginez que des phares de voiture sont fixés à votre bassin et braqués au plafond. Leur faisceau doit rester immobile. Pour tous ces exercices, la position de départ reste la même.

↘ Position de départ

Allongez-vous en position de relaxation (voir page 23). Vérifiez que le bassin est en position neutre, le coccyx collé au sol et étiré, puis placez vos mains sur les os pelviens à l'affût de tout mouvement indésirable.

↘ Mouvement de glissement des jambes

→ Prenez une inspiration ample et profonde pour vous préparer.

→ Expirez, remontez le périnée et rentrez le ventre.

→ Allongez une jambe en la faisant glisser dans le prolongement des hanches tout en contractant les abdominaux inférieurs et en maintenant le bassin immobile, stable et en position neutre.

→ Inspirez en gonflant le bas de la cage thoracique et en ramenant la jambe en position pliée tout en essayant de conserver le creusement abdominal. Si vous n'arrivez pas à garder un centre fort à l'inspiration, ramenez la jambe à l'expiration suivante.

→ Répétez le mouvement cinq fois pour chaque jambe

↘ Mouvement de bascule du genou

→ Prenez une inspiration ample et profonde pour vous préparer.

→ Expirez, remontez le périnée et rentrez le ventre, puis laissez un genou s'ouvrir lentement sur le côté. Arrêtez-vous dès que vous sentez le bassin bouger.

- Inspirez, le périnée toujours contracté et le ventre creusé, et ramenez le genou au centre.
- Répétez le mouvement cinq fois pour chaque jambe.

Mouvement de flexion du genou

Pour ce mouvement, il faut veiller à ce que les muscles restent groupés quand vous pliez le genou. Vous devez les sentir travailler quand vous remontez le périnée et rentrez le ventre.

- Prenez une inspiration ample et profonde pour vous préparer.
- Expirez, remontez le périnée et rentrez le ventre, puis ramenez vers vous le genou gauche. Visualisez votre fémur qui descend s'ancrer dans la hanche.
- Le bassin reste en position neutre et le coccyx est collé au sol. Ne vous aidez pas de la jambe droite pour vous stabiliser. Imaginez que votre pied repose sur un flan et que vous ne voulez pas qu'il s'y enfonce.
- Inspirez et tenez.
- Expirez, le périnée contracté et le ventre rentré, en reposant lentement le pied au sol.
- Répétez cinq fois le mouvement pour chaque jambe.

Mouvement de rotation de la jambe

Ce mouvement consiste à faire pivoter la jambe depuis la hanche. Il prépare à des exercices tels que les cercles des jambes de la page 146, où les jambes restent en position ouverte. Il fait travailler les muscles fessiers profonds, en

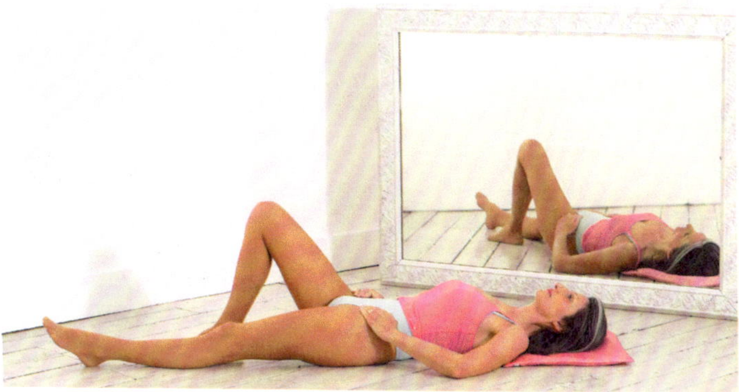

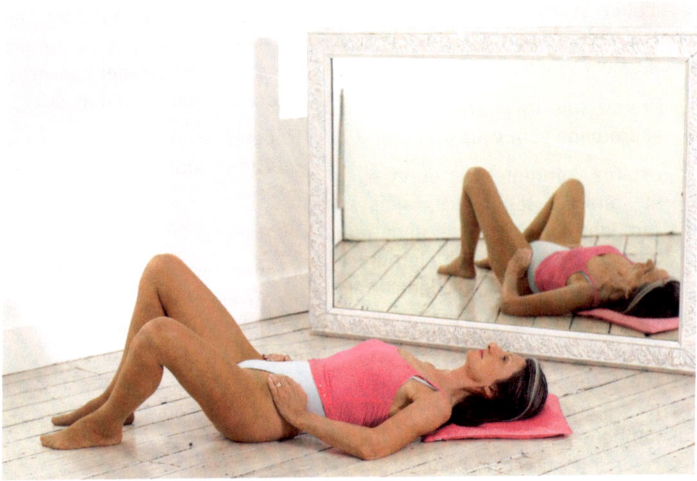

Bascule du genou

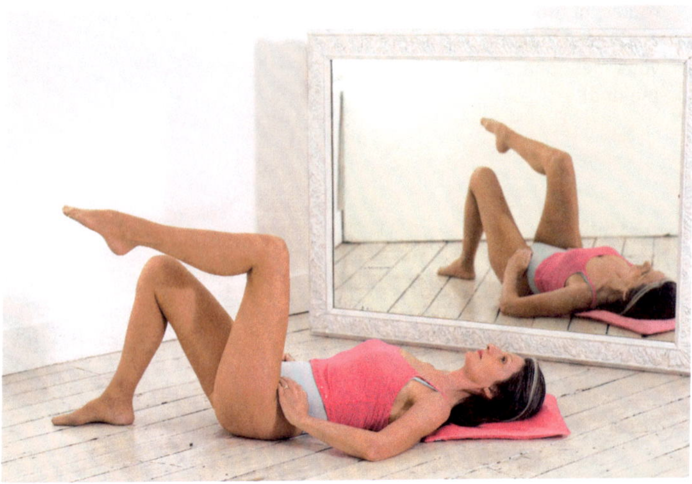

Flexion du genou

particulier le moyen fessier, qui est l'un des principaux muscles stabilisateurs du bassin.

- → Prenez une inspiration ample et profonde pour vous préparer.
- → Expirez, remontez le périnée et rentrez le ventre, puis ramenez vers vous le genou gauche. Visualisez le fémur qui descend s'ancrer dans la hanche.
- → Inspirez, puis expirez, remontez le périnée et rentrez le ventre, faites pivoter la jambe gauche vers l'extérieur à partir de la hanche en rapprochant si possible le pied du genou droit. Le genou reste au-dessus de la hanche.
- → Le bassin ne doit ni basculer, ni rouler, ni tourner. Il doit rester centré et stable (souvenez-vous des phares braqués au plafond).
- → Inspirez, expirez, remontez le périnée et rentrez le ventre en faisant le mouvement inverse pour ramener le pied au sol.
- → Répétez le mouvement cinq fois de chaque côté.

↘ Précautions

- Souvenez-vous que vous cherchez à éviter tout mouvement du bassin. Il peut être utile de comparer la taille à une sorte de longue planche des deux côtés au moment du mouvement.
- Essayez de garder toujours le cou et la mâchoire détendus.

ATTENTION !

Consultez un spécialiste si vous souffrez d'une sciatique.

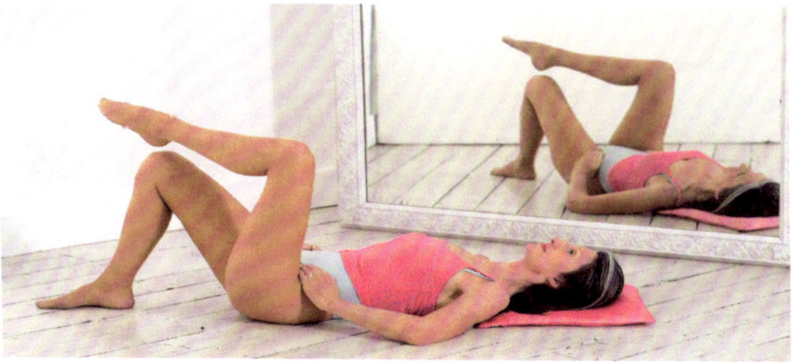

Rotation de la jambe

stabilité des omoplates : la flèche – *première étape*

Dans la dernière partie de ce chapitre sur la ceinture de force, vous allez apprendre à stabiliser les omoplates et à bouger correctement le buste en adoptant les bons gestes. Pour cela, vous devez localiser les trapèzes et les grands dentelés, qui ancrent les omoplates dans le bas du dos et placent l'articulation de l'épaule dans la position qui permet au bras de bouger librement et facilement. Pour situer ces muscles, essayez l'exercice suivant.

↘ Matériel

Un coussin plat ou une serviette pliée (facultatif).

↘ Position de départ

Allongez-vous sur le ventre (au besoin, placez un coussin ou une serviette sous le front pour mieux respirer), les bras le long du corps et les paumes tournées vers vous. Le cou est étiré et les jambes sont jointes, relâchées et parallèles, les orteils tendus sans forcer.

↘ Mouvement

→ Inspirez et étirez la colonne vertébrale en rentrant délicatement le menton comme si vous teniez une pêche mûre.

→ Expirez, remontez le périnée, rentrez le ventre et abaissez les omoplates en étirant les doigts en direction des pieds.

→ Étirez le sommet de votre tête loin de vous.

→ Continuez à fixer le sol. Ne basculez pas la tête en arrière.

→ Inspirez et visualisez tout votre corps, de la pointe des pieds au sommet de la tête.

→ Expirez le périnée contracté, et relâchez.

↘ Précautions

- Creusez les abdominaux inférieurs.
- Ne tirez pas sur le cou – il doit rester détendu lorsque vos épaules s'abaissent. Imaginez le cou d'un cygne émergeant d'entre ses ailes.
- Gardez les pieds au sol.
- Arrêtez-vous si vous avez mal dans le bas du dos (un coussin plat sous l'estomac pourra peut-être vous soulager). Cet exercice peut également se pratiquer les pieds écartés de la largeur des hanches, les muscles des cuisses et des fesses détendus.

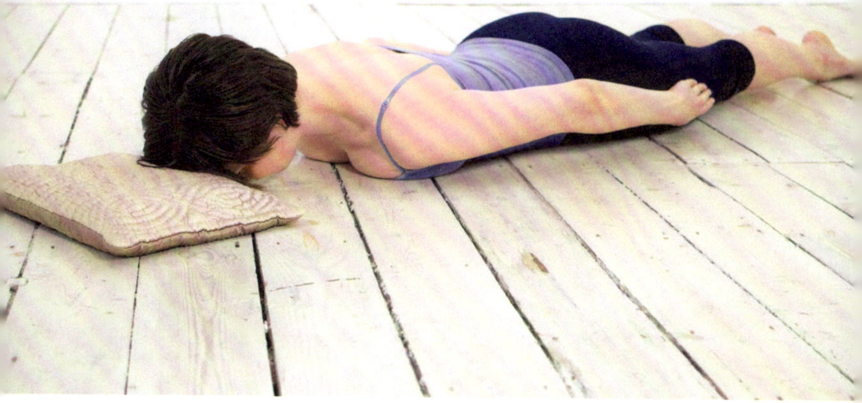

flottement des bras

Les muscles qui ont poussé vos omoplates vers le bas du dos et que vous avez localisés dans le précédent exercice sont les muscles stabilisateurs. Cet exercice vous permettra de les sentir travailler.

↘ Objectif

Apprendre les bons mouvements du buste.

↘ Position de départ

Asseyez-vous sur une chaise ou adoptez la position debout décrite page 14. Posez la main droite sur l'épaule gauche pour pouvoir vérifier que la partie supérieure de votre trapèze reste au repos. Ce muscle a très souvent tendance à trop travailler. Il doit donc rester souple et détendu au moment où le trapèze inférieur situé sous l'omoplate entre en jeu pour faire descendre l'omoplate dans le dos. Quand votre bras monte à hauteur des épaules, les omoplates glissent et s'enroulent autour de la cage thoracique.

↘ Mouvement

→ Prenez une inspiration pour vous préparer et étirez la colonne vertébrale, le cou toujours relâché.

→ Expirez, remontez le périnée et rentrez le ventre. Levez le bras lentement, en étirant l'omoplate d'un mouvement ample comme l'aile d'un oiseau. Imaginez que la main guide le bras – le bras suit la main qui s'élève et flotte dans l'air.

→ Faites pivoter le bras pour que la paume s'ouvre vers le plafond lorsqu'il arrive à l'aplomb de l'épaule. Essayez de garder l'épaule aussi immobile que possible et l'omoplate basse aussi longtemps que possible.

→ Inspirez en ramenant le bras le long du corps.

→ Répétez trois fois le mouvement pour chaque bras.

↘ Précautions

- Gardez une sensation d'ouverture du buste.
- N'inclinez pas le torse sur le côté. Restez centrée.

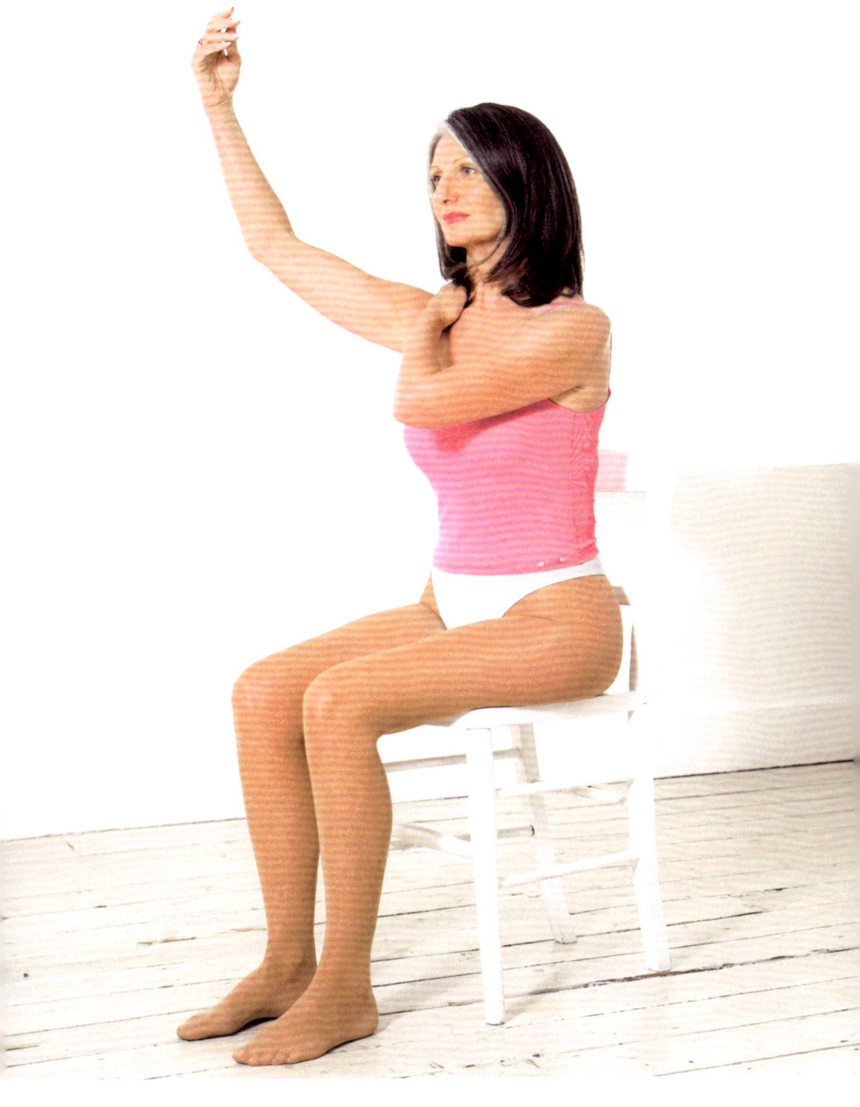

le buste : l'étoile de mer – *première étape*

↘ Objectif

Associer tout ce qui a été appris jusqu'ici.

↘ Position de départ

Allongez-vous en position de relaxation (voir page 23), les bras le long du corps.

↘ Mouvement

→ Prenez une grande inspiration dans le bas de la cage thoracique pour vous préparer.

→ Expirez, remontez le périnée, rentrez le ventre et montez un bras pour aller toucher le sol derrière la tête en un mouvement de dos crawlé. Si vous n'arrivez pas à poser le bras au sol, contentez-vous d'aller jusqu'où vous vous sentez à l'aise.

→ Ne forcez pas sur le bras – il doit rester souple et ouvert, le coude plié. Pensez à abaisser l'omoplate. Les côtes restent au sol et au repos. Ne cambrez surtout pas le dos.

→ Inspirez en ramenant le bras le long du corps.

→ Répétez le mouvement cinq fois pour chaque bras.

Remarque : tout le monde ne peut pas toucher le sol derrière la tête sans cambrer le haut du dos. Ne forcez pas. Mieux vaut garder le dos plat et ne pas se forcer à poser le bras au sol.

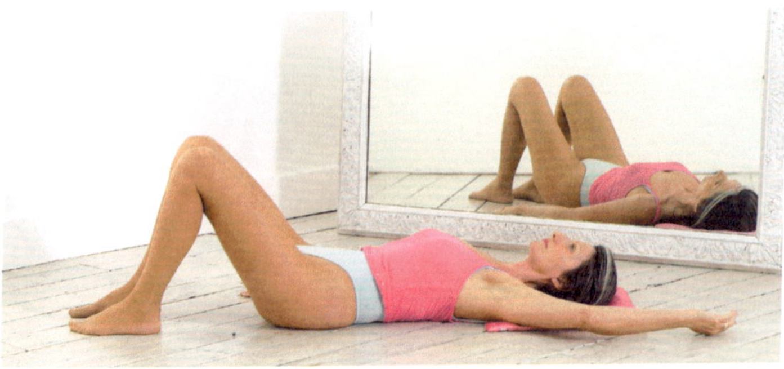

la grande étoile de mer – *deuxième étape*

Nous allons maintenant coordonner les mouvements des bras et des jambes opposés à partir de notre centre fort. Ce mouvement paraît simple, mais il est compliqué, car il associe tous les mouvements appris jusqu'ici.

↘ Position de départ

Allongez-vous en position de relaxation (voir page 23), les bras le long du corps.

↘ Mouvement

→ Prenez une inspiration ample et profonde pour vous préparer.

→ Expirez, remontez le périnée et rentrez le ventre. Allongez la jambe gauche en la faisant glisser au sol dans l'axe des hanches et montez le bras droit dans un mouvement de dos crawlé.

→ Le bassin doit rester parfaitement neutre, stable et immobile, et les abdominaux doivent travailler.

→ Gardez une sensation d'ouverture dans le buste et les épaules, et pensez à abaisser les omoplates.

→ Inspirez, le périnée contracté et le ventre rentré, et ramenez les membres en position initiale.

→ Répétez cinq fois en alternant les bras et les jambes.

↘ Précautions

- N'essayez pas d'aller trop loin – votre ceinture de force doit rester en place.
- Faites glisser la jambe dans l'axe de la hanche.
- Les mouvements doivent être naturels et fluides.
- Abaissez la cage thoracique.

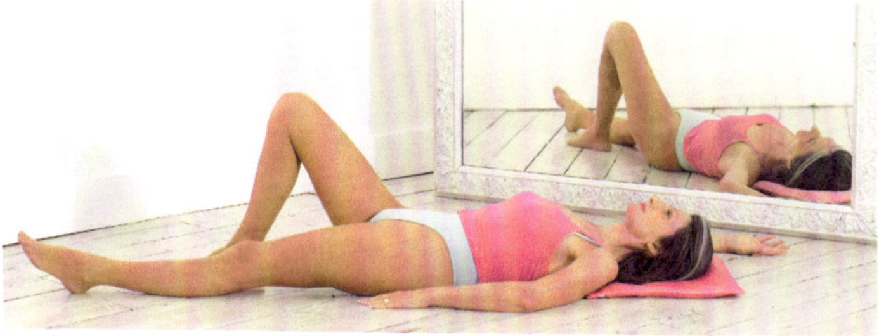

rotation du cou et bascule du menton

↘ Objectif

Cet exercice permet de relâcher les tensions dans le cou, libérant ainsi la colonne cervicale. Il fait appel aux profonds stabilisateurs du cou, les profonds fléchisseurs du cou, et étire les extenseurs de la nuque. Attention, ce mouvement doit se faire en douceur – le menton doit basculer délicatement.

↘ Matériel

Un coussin plat (facultatif).

↘ Position de départ

Allongez-vous en position de relaxation (voir page 23), les mains posées sur le bas du ventre. N'utilisez un coussin plat que si vous ne pouvez pas vous en passer (votre tête basculera mieux si elle repose au sol).

↘ Mouvement

→ Relâchez le cou et la mâchoire, et laissez la langue s'affaisser à sa base. Étirez délicatement le cou et relâchez le sternum. Laissez les omoplates s'ouvrir et se fondre dans le sol.

→ Laissez votre tête rouler d'un côté.

→ Ramenez-la au centre, puis laissez-la rouler de l'autre côté en prenant votre temps.

→ Une fois le cou assoupli, ramenez la tête au centre et basculez délicatement le menton vers vous, comme si vous teniez une pêche mûre. La tête doit rester en contact avec le sol. Étirez la nuque.

→ Ramenez la tête au centre.

→ Répétez les mouvements de rotation et de bascule huit fois.

↘ Précautions

- Ne forcez pas sur la tête ou le cou – laissez-les rouler naturellement.
- Ne soulevez pas la tête du sol quand vous basculez le menton.

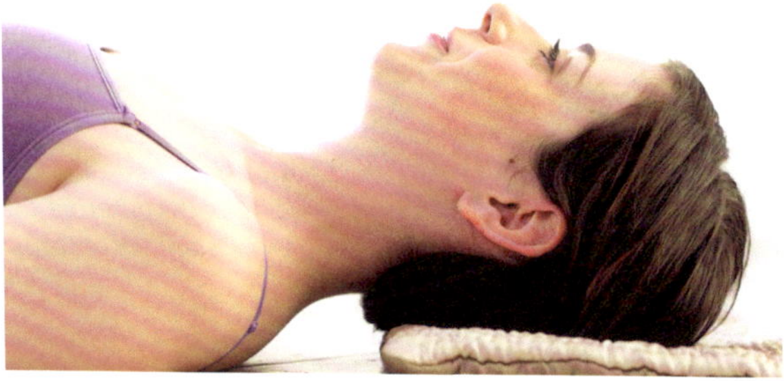

Position de départ

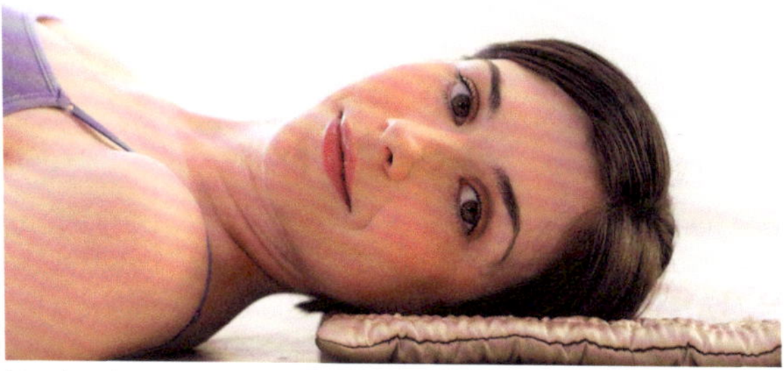

Rotation du cou

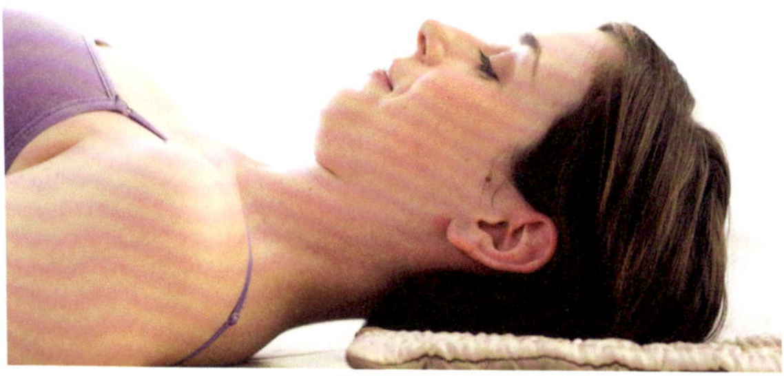

Bascule du menton

pointage

↘ Objectif

Apprendre à pointer et à fléchir les pieds tout en conservant un bon alignement dans les jambes.

Le pied doivent être pointés en douceur. Il est très courant de faire l'erreur de trop étirer le pied et de le voir faire la faucille. Le coup de pied reste tendu, mais les orteils ne s'enroulent pas.

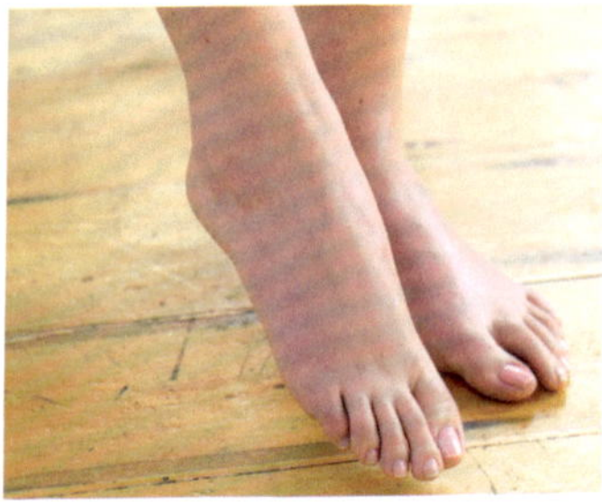

Bonne position

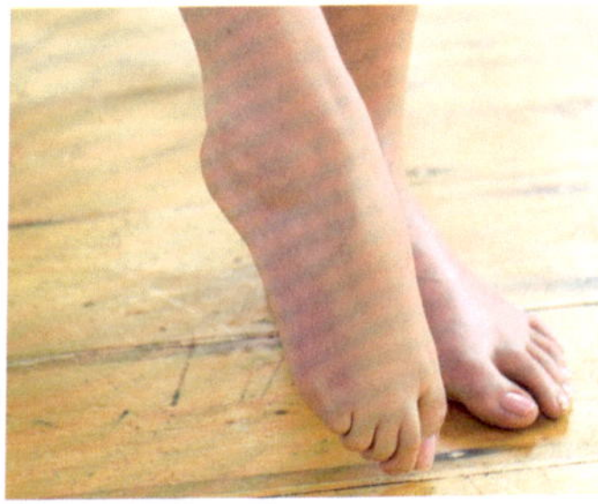

Mauvaise position

flexion

Fléchir le pied signifie pousser le talon loin de soi. Les orteils remontent vers le haut, mais là encore, ils ne s'enroulent pas. Ils sont tendus, et le talon est en étirement.

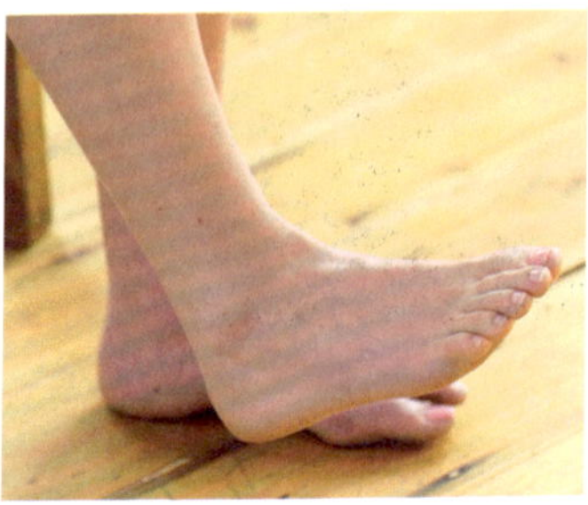

Bonne position

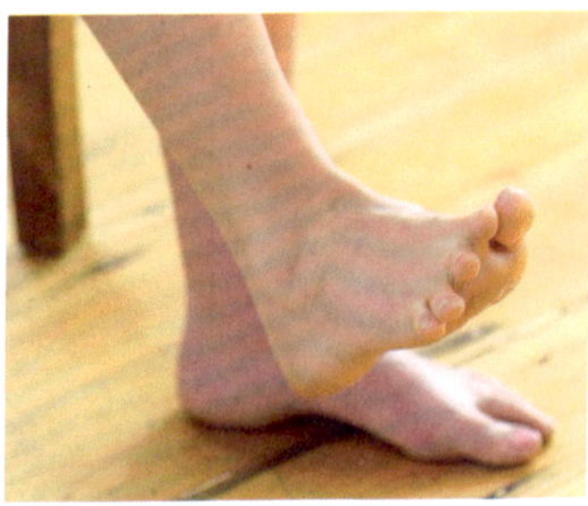

Mauvaise position

le visage et le cou

Une peau éclatante n'est plus un luxe mais une nécessité. La peau est le meilleur signe de beauté et de bonne santé. Il est rare d'avoir une peau naturellement belle. Il faut généralement y travailler. Tous ceux qui se sont déjà trouvés en face d'un mannequin peuvent vous assurer que même les plus belles femmes ont des défauts. Pourtant, rien n'est plus simple que d'avoir un teint parfait. Il suffit de comprendre comment et pourquoi la peau se comporte comme elle le fait et de changer un peu notre manière de manger, de boire et de vivre. Sans oublier, peut-être, d'apprendre à aimer s'occuper de soi. Vous paraîtrez alors plus jeune et en meilleure santé, mais, de plus, le temps que vous vous serez consacré vous procurera du bien-être.

la thérapie du sourire

un sourire qui illumine le visage

Saviez-vous que, quand vous rencontrez quelqu'un, la première chose qu'il regarde après vos yeux, ce sont vos dents ? L'importance d'un joli sourire, et par conséquent d'une bonne hygiène dentaire, s'est imposée massivement au grand public au cours de ces dernières années. Le culte de la célébrité y a certainement largement contribué, les personnalités montrant leur sourire éblouissant dans les magazines et à la télévision. Avec des dents d'un blanc éclatant, vous paraissez instantanément plus jeune et en meilleure santé, et vous reprenez confiance en vous. « Cela s'appelle le lifting dentaire », explique le docteur Malcolm Torz, de la London Day Surgery, l'un des chefs de file de BriteSmile, technique de blanchiment plébiscitée par des stars telles que Catherine Zeta-Jones et Heather Locklear. « Nous vivons dans le monde de l'instant. Nous voulons ce qui marche le plus vite et le mieux. »

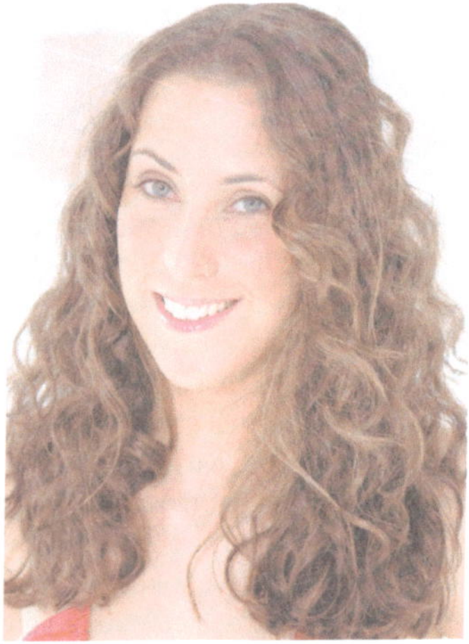

une bonne hygiène dentaire

Certaines personnes ont commencé à réaliser qu'il était inutile de gaspiller leur temps et leur argent en produits cosmétiques si elles avaient une dentition épouvantable. L'usage quotidien du fil dentaire et un brossage durant au moins trois minutes assurent une bonne hygiène dentaire qui permet de combattre les caries, les gingivites et la mauvaise haleine. Si vous mangez des fruits au petit-déjeuner, sachez que le brossage des dents dans l'heure qui suit la consommation d'aliments acides fragilise l'émail protecteur. Mieux vaut se brosser les dents avant de manger des fruits ou au moins une heure après.

exercices pour le visage et le cou

se centrer sur soi

Le temps que vous passez à vous occuper de vous, que ce soit avec un professeur ou seule chez vous, est précieux. Quand vous vous concentrez sur votre respiration, sur la fluidité de vos mouvements et sur l'apaisement de votre esprit, votre corps réagit. Le monde extérieur n'existe plus à partir du moment où vous remontez le périnée, où vous rentrez le ventre et où vous vous efforcez de conserver un bassin neutre. Les exercices stimulent également les systèmes circulatoires, respiratoire et lymphatique. Le sang circule librement et transporte l'oxygène dans toutes les cellules. Vous éliminez les toxines, les exercices de relaxation stimulent vos glandes surrénales (grands acteurs de votre bien-être, situés au-dessus des reins) et vous libérez des endorphines. Et, à mesure que votre corps se raffermit, vos pommettes saillent comme par miracle, votre teint s'éclaircit et vos rides s'estompent. Pendant les exercices, le sang afflue au visage, surtout quand vous effectuez les exercices la tête en bas tels que les enroulements avant de la page 86 ou les exercices au mur des pages 153 à 154. Tous ces mouvements sont bons pour le visage.

le relâchement des tensions

Nous savons bien que certaines méthodes de remise en forme peuvent creuser les rides, car nous grimaçons en faisant les exercices et en tentant d'aller au-delà de nos limites. Ce n'est jamais le cas avec la méthode Pilates, qui insiste sur le relâchement des tensions.

Pendant les exercices, concentrez-vous sur le relâchement des muscles faciaux. Laissez votre langue s'affaisser à sa base et reposer confortablement au fond de la bouche.

Songez à l'élégance d'un danseur de ballet. Elle vient entre autres d'un bon alignement de la tête, du cou et des épaules. C'est l'un des fondements de la méthode Pilates. Chaque fois que nous vous demandons d'étirer la colonne vertébrale, de relâcher le cou et de détendre les épaules, pensez que vous vous rapprochez un peu plus de la grâce naturelle des danseurs.

rotation, arc de cercle et extension du cou *(débutants)*

Ces exercices libéreront délicatement les tensions du cou et des épaules. Il est conseillé de pratiquer ces mouvements pour conserver toute la souplesse et la mobilité du cou.

↘ Position de départ

Asseyez-vous ou tenez-vous debout et droit, les pieds au sol, parallèles et écartés de la largeur des hanches. Posez les mains délicatement à plat sur vos genoux.

↘ Mouvement

- → Prenez une inspiration ample et profonde et étirez la colonne vertébrale.
- → Expirez et tournez lentement la tête d'un côté. Continuez à étirer le sommet de la tête vers le haut. Les omoplates doivent rester basses.
- → Inspirez et ramenez la tête au centre.
- → Expirez et tournez la tête de l'autre côté.
- → Répétez ce mouvement trois fois de chaque côté, puis...

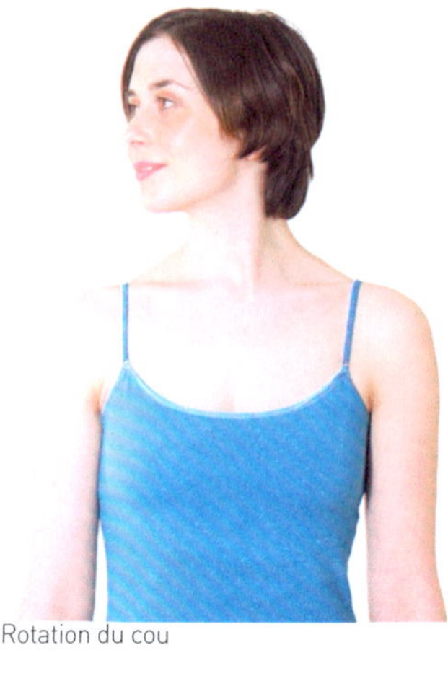

Rotation du cou

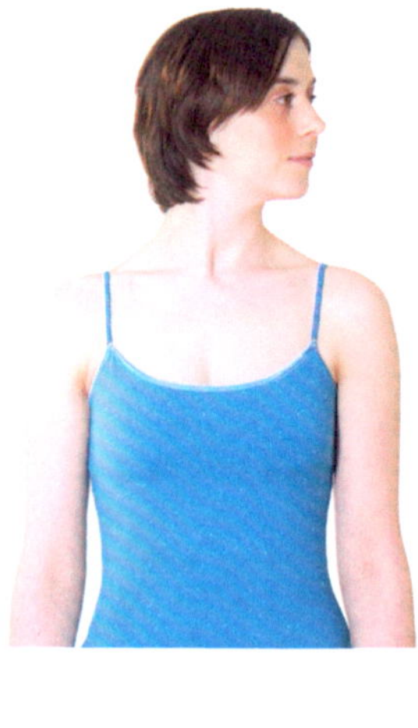

→ Laissez lentement tomber le menton sur la poitrine en veillant à ne pas arrondir le haut du dos. Les omoplates restent basses.

→ Faites pivoter délicatement le menton d'un quart de cercle vers la droite jusqu'à pouvoir regarder par-dessus votre épaule droite.

→ Redescendez au centre, puis remontez vers l'épaule gauche.

→ Répétez ce mouvement de rotation en douceur cinq fois de chaque côté, puis...

→ Asseyez-vous avec la main droite sur votre cuisse, paume vers le haut.

→ Prenez une inspiration ample et profonde et étirez la colonne vertébrale.

→ Expirez et penchez lentement et délicatement l'oreille droite vers l'épaule droite. Vous devez sentir un étirement du côté gauche du cou, mais la position doit rester confortable.

→ Conservez cette position d'étirement quelques instants en respirant normalement, le temps que les tensions disparaissent.

→ Ramenez la tête au centre très lentement.

→ Répétez le mouvement de l'autre côté.

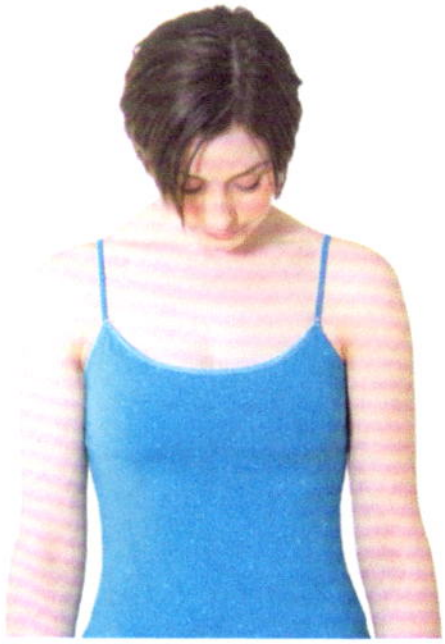

Arc de cercle

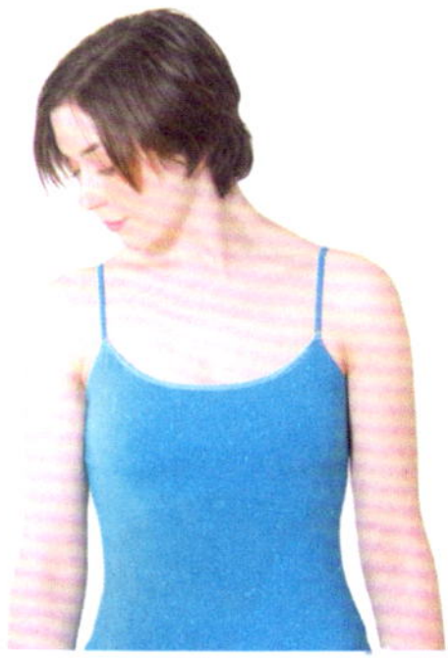

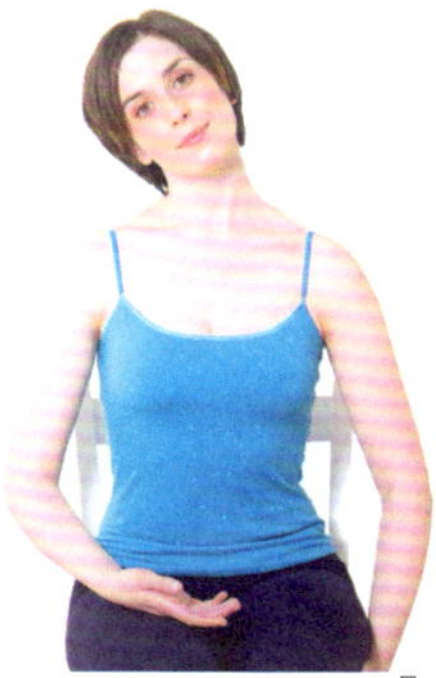

Extension

le Facercise® de Carole Maggio

Le Facercise® est numéro un sur le marché des « liftings naturels ». Il a aidé des milliers d'hommes et de femmes à améliorer leur apparence sans avoir recours à la chirurgie. Grâce à des exercices précis qui ont été conçus scientifiquement et qui travaillent directement sur les muscles faciaux, on peut obtenir des résultats spectaculaires en six jours à peine.

tonifier le cou et le menton

Cet exercice fait travailler le muscle appelé platisma. Il réduit considérablement le double menton et, dans certains cas, l'efface presque totalement.

→ Asseyez-vous en vous tenant bien droit, le menton haut. Fermez la bouche et souriez exagérément (sans découvrir les dents). Placez une main sur la clavicule, à la base de la gorge, et tirez légèrement la peau vers le bas d'une main ferme.

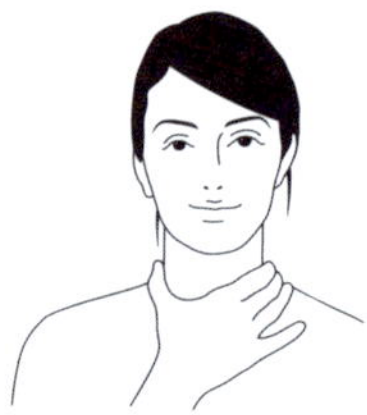

→ Basculez la tête en arrière et relâchez pour sentir une forte traction des muscles du menton et du cou, revenez en position initiale. Basculez la tête en arrière, comptez jusqu'à trois, puis ramenez la tête en position normale. Répétez 35 fois.

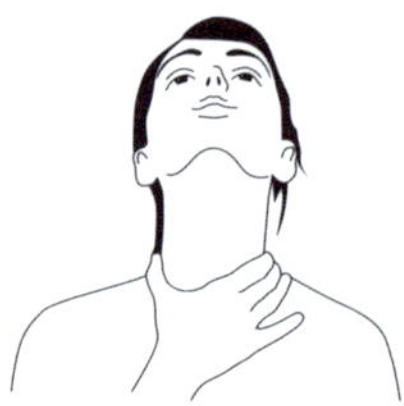

CONSEIL

Pratiquez cet exercice deux fois par jour pour épaissir des lèvres minces. Il est fabuleux pour tous ceux qui ont beaucoup de tensions autour de la bouche.

redessiner les lèvres

En sollicitant l'orbiculaire des lèvres – muscle autour de la bouche –, cet exercice développe les lèvres et lisse les rides au-dessus de la lèvre supérieure.

→ L'exercice se pratique assis ou allongé. Pressez les lèvres l'une contre l'autre, sans les pincer et sans serrer les dents. Tapotez le centre des lèvres avec l'index. Imaginez que vous écrasez un crayon entre vos lèvres.

→ Lentement, éloignez l'index du centre des lèvres. Imaginez que le crayon s'allonge. Étirez le point d'énergie et allongez votre crayon imaginaire jusqu'à ce que vous sentiez une brûlure, puis tapotez rapidement du doigt de haut en bas en comptant jusqu'à trente. Libérez l'acide lactique en soufflant l'air à travers vos lèvres serrées.

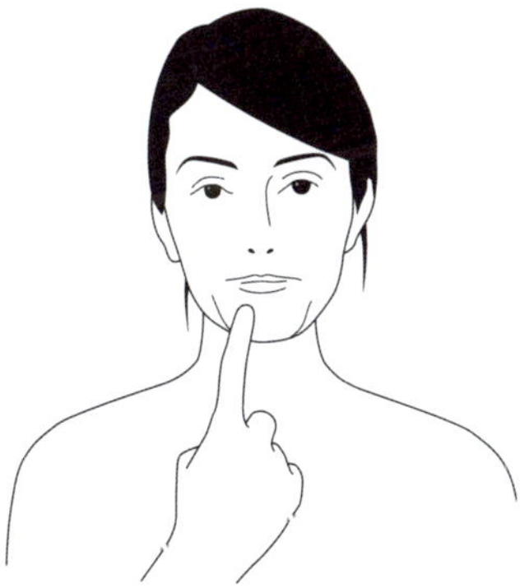

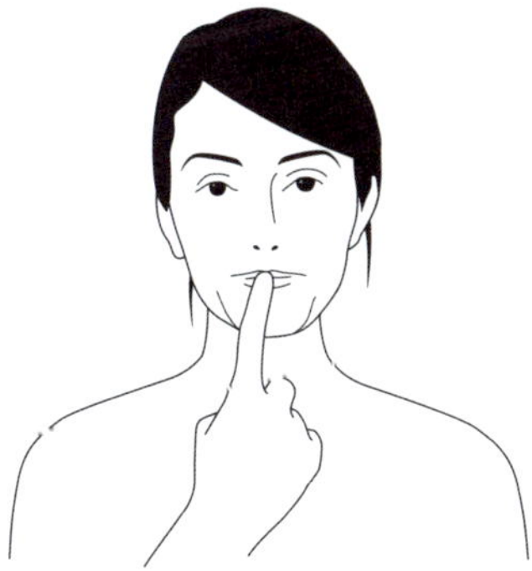

rehausser les paupières

Cet exercice fait travailler l'orbiculaire des paupières, muscle qui ouvre et ferme l'œil et l'entoure entièrement. Il pompe du sang dans la région oculaire, ce qui tonifie les paupières, réduit les poches et les creux sous les yeux et, en fait, agrandit l'orbite. Votre regard s'élargit et s'éclaircit.

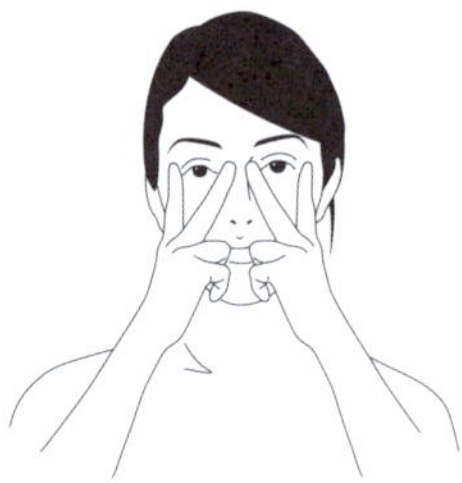

→ Cet exercice se pratique allongé ou assis. Placez les majeurs entre les arcades sourcilières, au-dessus du pont de votre nez. Exercez une légère pression des index dans le coin extérieur de l'œil (sans froncer les sourcils). Remontez fortement la paupière inférieure. Sentez battre le muscle oculaire extérieur. Remontez et relâchez dix fois en vous concentrant à chaque fois sur la pulsation du muscle.

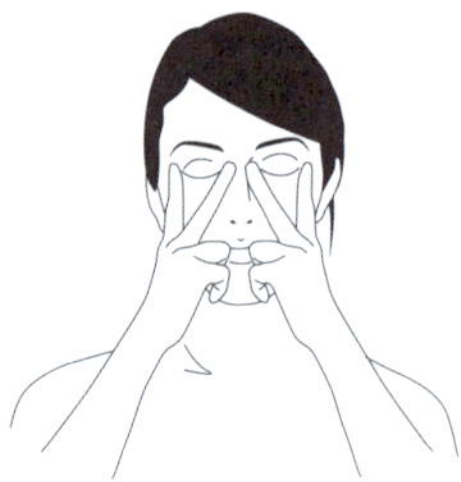

→ Maintenez l'effort, fermez hermétiquement les yeux et contracter les fessiers tout en comptant jusqu'à quarante.

CONSEIL

Si vous ressentez une douleur dans la mâchoire, c'est que vous l'utilisez pour sourire et détendre les joues, au lieu d'avoir recours à la lèvre supérieure. N'utilisez que la lèvre supérieure, que vous pressez contre les dents. Pour soulager une douleur, soufflez entre vos lèvres.

relever les pommettes

Cet exercice fait travailler le muscle buccinateur, le muscle de la pommette. Il sollicite également l'orbiculaire des lèvres, muscle circulaire entourant la bouche, relève et élargit les pommettes, et comble les creux sous les yeux.

→ Cet exercice se pratique assis, debout ou allongé. Visualisez un point au centre de votre lèvre supérieure, puis un autre point au centre de votre lèvre inférieure. Ouvrez la bouche, écartez les deux points et dessinez un ovale. Maintenez cet ovale tout en pressant fermement la lèvre supérieure contre les dents. Posez délicatement un index sur chaque pommette.

→ Souriez avec les commissures de la bouche, puis relâchez. Faites remonter l'énergie sous les muscles des joues et enchaînez ce mouvement 35 fois rapidement. Visualisez le moment où vous poussez le muscle vers le haut sous la joue à chaque fois que vous souriez. Vous devez sentir les joues bouger. Pour accentuer le mouvement, vous pouvez contracter et relâcher les fessiers à chaque fois que vous souriez et que vous relâchez les commissures de la bouche. Cela vous aidera à pousser plus fort sur les joues.

Si vous voulez apprendre d'autres exercices et avoir de plus amples informations sur les bienfaits de ce programme d'exercices faciaux très complet, consultez *The New Facercise® Give Yourself a Natural Facelift*, de Carole Maggio, www.facercise.com

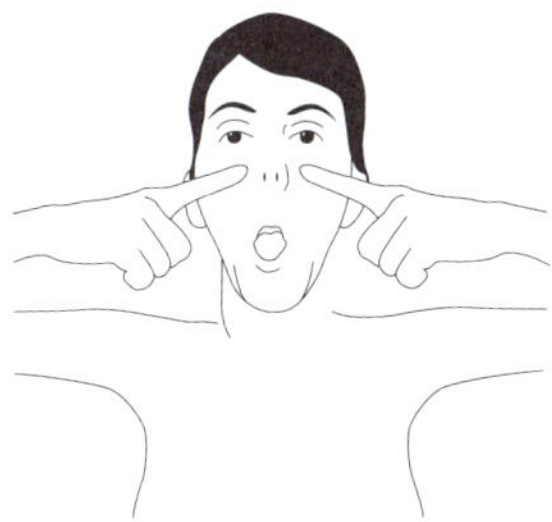

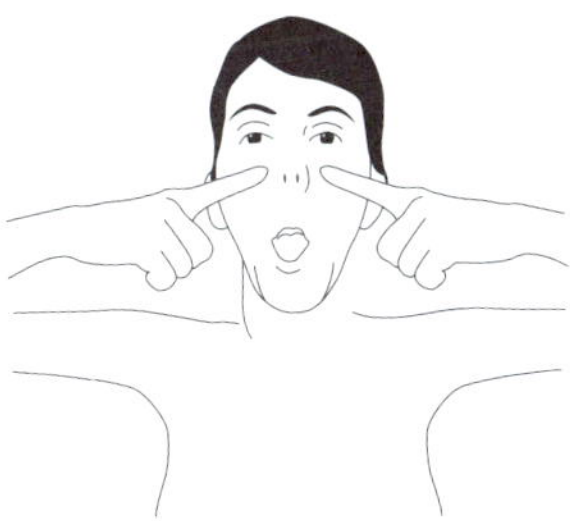

les soins de beauté quotidiens

Les soins de beauté sont essentiels à une peau saine, et leur réussite dépend d'abord du choix des produits. Voici quelques règles simples qui vous aideront à avoir un teint parfait.

Premièrement, il faut savoir que les soins de peau sont classés par type de peau ; celui-ci dépend de la quantité de sébum que fabrique votre peau. Les peaux sèches sont irrégulières et tirent, surtout après le démaquillage. Les peaux normales sont généralement claires, lumineuses et produisent suffisamment de sébum pour rester souples. Les peaux grasses sont souvent sujettes aux points noirs et aux imperfections et brillent rapidement après le démaquillage. Les peaux mixtes sont un mélange de peau sèche et grasse, avec une zone brillante en T (front, nez et menton) et les joues plus sèches. De plus en plus de personnes disent avoir la peau sensible. Et aujourd'hui, tous les types de peau – pas seulement les peaux très sèches – peuvent être sensibles.

Deuxièmement, vous devez vous souvenir que votre peau est aussi unique que vous. Son type n'est pas figé pour la vie. Il évolue en vieillissant, au rythme des variations hormonales, voire des changements d'environnement (si vous équipez votre maison ou votre bureau de la climatisation, par exemple). Chaque fois que vous achetez des produits de beauté (ou que vous pensez que votre type de peau a changé), demandez conseil à une esthéticienne avant de choisir, et comparez. Les échantillons permettent de tester la réaction de la peau. Cependant, il faut près d'un mois pour observer tous les effets d'un nouveau soin.

↘ Démaquiller

Débarrasser votre visage du maquillage, de la saleté et du sébum qui se sont accumulés sur votre peau et dans vos pores durant la journée est essentiel pour qu'elle conserve sa fraîcheur et son éclat. Les démaquillants se présentent sous diverses formes, des pommades aux brosses en passant par les lotions, les mousses, les gels et les savons. Certains s'utilisent à l'eau, d'autres non – choisissez-les en fonction de votre type de peau et de vos préférences. En général, les peaux sèches préfèrent les crèmes riches, tandis que les peaux grasses réagissent mieux aux formules à l'eau.

↘ Tonifier

Les toniques éliminent les dernières traces de saleté laissées par le démaquillant. Les toniques astringents s'adressent aux peaux grasses. Ils resserrent temporairement les pores. Ceux qui contiennent des agents matifiants limitent la brillance. Très alcoolisés, les astringents ne conviennent pas aux peaux sensibles. Les toniques pour peaux sèches contiennent généralement des agents apaisants. Si vous voulez juste vous rafraîchir le visage (et les sens), contentez-vous d'un jet d'eau froide.

↘ Hydrater

Après le démaquillant et le tonique, utilisez un produit hydratant pour nourrir la peau. Aujourd'hui, des produits existent pour chaque type de peau. Commencez par déterminer votre principal problème de peau (rides, taches, teint terne, sensibilité solaire), puis demandez conseil à des spécialistes et testez un échantillon. Sachez qu'une crème hydratante ne s'applique que sur les parties du visage qui sont desséchées – et qu'il faut éviter la région des yeux. N'oubliez pas le cou, qui subit les mêmes agressions et la même perte d'élasticité que le visage.

les autres soins de beauté

↘ Le gommage

L'épiderme – couche supérieure de la peau – se renouvelle tous les vingt-huit jours, mais les crèmes enrichies en petites particules exfoliantes éliminent les cellules mortes et vous donnent un teint clair et lumineux. Choisissez une formule composée de petites granules rondes et utilisez-la dès que vous sentez que votre peau en a besoin – d'une fois par jour à une fois par semaine.

↘ Les masques

Cela va des masques démaquillants en profondeur pour les peaux acnéiques aux masques hydratants pour les peaux sèches. On les laisse généralement reposer dix à vingt minutes, ce qui leur donne le temps d'agir en profondeur.

↘ Les crèmes de nuit

Ces crèmes hydratantes riches et nourrissantes sont destinées à des peaux vieillissant naturellement ou prématurément. Elles sont également un bon moyen de nourrir votre peau à un moment où elle a moins besoin d'être protégée.

Le contour des yeux

C'est une zone extrêmement délicate. La peau y est très fine, et les crèmes hydratantes normales sont trop riches. Mais il existe des lotions, des gels et des baumes plus légers pour lutter contre les cernes et les ridules.

Il est impératif de se laver les mains avant de toucher la peau du visage. Les bactéries se transmettent des mains au visage et favorisent l'inflammation, ce qui augmente les boutons. Sachez également que percer ses comédons laisse des cicatrices.

les principaux ennemis de la peau

Le soleil

Les U.V. sont doublement mauvais pour la peau. Les U.V.A. pénètrent profondément dans l'épiderme, provoquant un vieillissement prématuré et des cancers de la peau, tandis que les U.V.B. brûlent les couches supérieures. Pour prévenir les ravages du soleil, appliquez une protection solaire d'un indice supérieur à 15 pendant l'été, mais aussi le reste de l'année quand vous restez longtemps dehors. Vous aiderez également la peau à se protéger en augmentant votre consommation d'antioxydants et en utilisant des produits de beauté qui en contiennent.

La pollution

Les toxines atmosphériques forment des radicaux libres qui contribuent à la dégénérescence de la peau en lui faisant perdre son élasticité. Les antioxydants aident la peau à combattre leurs effets.

Le tabac

Tous les produits chimiques nocifs contenus dans la cigarette produisent des radicaux libres qui font perdre son élasticité à la peau. Ils empêchent également l'afflux de sang dans les couches supérieures de l'épiderme, d'où une asphyxie et une pénurie de nutriments vitaux pour la peau. Le teint est terne et la peau se creuse de rides et de ridules.

L'alcool

L'alcool dessèche la peau. Il dilate les capillaires, donnant au visage un aspect rouge et marbré, et prive l'organisme des nutriments nécessaires à une peau saine.

automassage facial

Pour redonner au teint tout son éclat, quoi de plus simple que de se masser le visage ? Une seule séance de cinq minutes peut procurer d'immenses bienfaits. En stimulant la circulation, on améliore l'éclat et la tonicité de la peau. L'épiderme se décongestionne, faisant disparaître boutons, taches et autres cernes. Sans oublier qu'en relâchant vos muscles faciaux, vous paraîtrez avoir quelques années de moins.

La peau du visage est très délicate, surtout autour des yeux. Il est donc important d'utiliser un lubrifiant pour que les doigts glissent sur la peau sans frotter. Une fois par semaine, choisissez une huile faciale adaptée à votre type de peau (même les peaux grasses et acnéiques peuvent tirer profit d'un massage doux aux huiles appropriées), et offrez-vous cette formidable technique de massage mise au point par Susan Harmsworth, fondatrice et P.-D.G. d'ESPA, la première société d'aromathérapie dans le monde. Vous pouvez également pratiquer cette même technique, en version courte, quand vous appliquez votre crème hydratante matin ou soir.

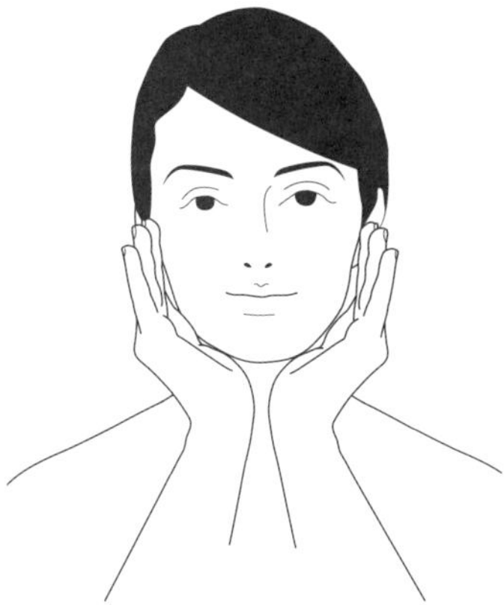

→ Humectez la peau et le contour des yeux avec un tonique doux et un gel pour le contour des yeux. Versez quelques gouttes d'huile faciale dans vos mains et réchauffez-les en les frottant l'une contre l'autre. Du bout des doigts, commencez le massage à la base du cou et remontez lentement vers le visage, puis des joues aux tempes. Passez le plat des mains délicatement sur le front, des sourcils à la naissance des cheveux.

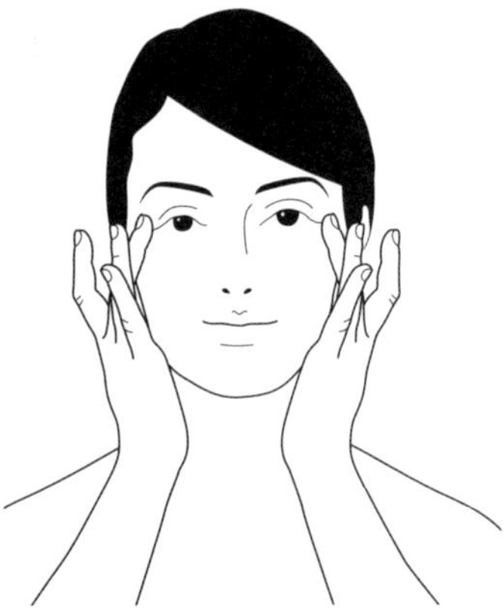

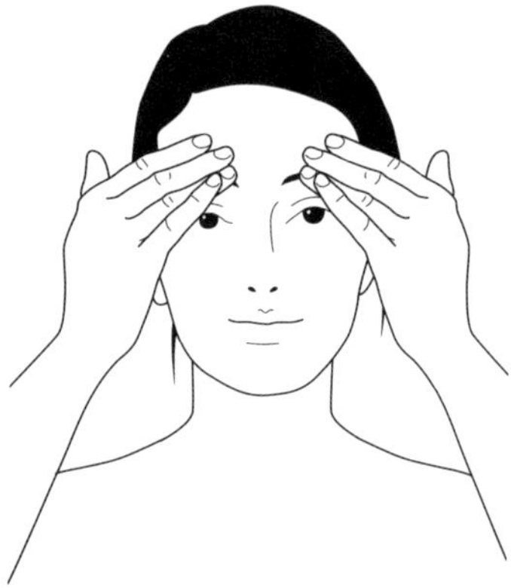

→ Faites le tour des yeux avec les annulaires en allant vers l'intérieur. Puis appliquez une pression autour des yeux avec l'index et le majeur, là encore en direction de l'intérieur. Effectuez un mouvement de pompage en douceur – pressez et maintenez, pressez et maintenez – pour éliminer les poches et les cernes.

→ Grâce à cette technique de drainage lymphatique doux, votre peau sera radieuse et éclatante. Du bout des doigts, procédez à de légers mouvements de lissage en remontant des sourcils aux ganglions lymphatiques situés à la naissance du cuir chevelu. Redescendez en lignes au milieu du visage, en passant notamment sous les mèches au-dessus des oreilles. Continuez jusque sous le menton.

→ Faites glisser les doigts jusque sous le lobe des oreilles (où se trouve un ganglion lymphatique) et terminez par un mouvement de pompage délicat pour éliminer les toxines, drainer les poches et éclaircir le teint.

les épaules, la poitrine et les bras

Prêtons maintenant la plus grande attention au buste – notamment parce que, après le visage, c'est là que se pose votre regard dans le miroir ! Des bras et des épaules fermes et lisses sont agréables à regarder et faciles à entretenir.
Le décolleté est une partie du corps étonnante. Elle lui donne son identité tout en soulignant sa féminité et, espérons-le, sa belle posture. Cette région comprend également l'un des principaux attributs féminins – la poitrine. Les femmes ont toujours apporté un soin particulier à cette partie de leur corps hautement symbolique, à la fois attribut sexuel et élément nourricier.

exercices pour les épaules et les bras

un problème de stress

La vie moderne pose un problème : pour la plupart, nos activités nous poussent à arrondir le dos et à fermer le buste. Nous passons des heures voûtés sur l'ordinateur, le volant, la planche à repasser ou la cuisinière. Nous sentons bien que le stress se répercute d'abord sur le cou et les épaules. Et nous savons tous comme il est bon de se faire masser les épaules – un pur délice – et que nous nous sentons mieux lorsque nous sommes en vacances !

Faites un essai : demandez à un ami de poser fermement ses mains sur le haut de vos bras, haussez les épaules et laissez-le supporter le poids de celles-ci. Vous pouvez même essayer de marcher ainsi, votre ami derrière vous. Puis demandez-lui de vous lâcher lentement. Sentez-vous la différence ?

Il serait formidable que quelqu'un nous suive toute la journée pour littéralement supporter le poids qui pèse sur nos épaules. C'est hélas impossible. Nous devons donc apprendre à soulager nous-mêmes nos tensions.

un mauvais mouvement du buste

À l'origine de nombreux problèmes d'épaule, de poignet ou même de main, se trouve souvent un mauvais mouvement du buste. L'épaule est une partie du corps où la nature a sacrifié la stabilité au profit de la mobilité – à l'origine, nos épaules devaient être très mobiles pour nous permettre de nous balancer d'arbre en arbre et d'attraper les fruits sur la plus haute branche. Résultat, la stabilité de l'articulation de l'épaule dépend beaucoup d'un bon équilibre musculaire et de ligaments puissants.

adopter les bons mouvements

Sachant cela, les exercices de la méthode Pilates se concentrent sur un bon alignement du buste, sur un relâchement des tensions et sur une consolidation, en particulier des muscles qui ancrent les omoplates dans le bas du dos, et sur la fluidité des mouvements. C'est ce que vous avez appris dans les exercices de flottement des bras (voir page 38) et la flèche – *première étape* (voir page 36). Sachez qu'en consolidant ces muscles, vous prévenez également la formation de plis disgracieux dans le dos. Une fois que vous aurez adopté de bons mouvements, vous pourrez commencer à tonifier le haut des bras.

Songez toutefois qu'il est inutile de passer des heures à pratiquer la méthode Pilates si c'est pour vous affaler toute la journée devant votre ordinateur. Mettez en pratique ce que vous apprenez dans votre vie de tous les jours. Tenez-vous droit, que vous soyez assis ou debout, les omoplates détendues et basses, la poitrine ouverte. Vous vous sentirez mieux, et en plus, vous aurez meilleure allure.

pression des omoplates (niveau intermédiaire)

Cet exercice fait travailler la partie située entre les omoplates, mais aussi l'arrière du haut des bras et les jambes.

↘ Objectif

Renforcer les muscles stabilisateurs situés entre et sous les omoplates en ouvrant la poitrine. Muscler l'arrière du haut des bras. Allonger la colonne vertébrale.

↘ Position de départ

Tenez-vous debout, les pieds parallèles, écartés de la largeur des hanches, et les genoux pliés à l'aplomb des pieds. Pivotez vers l'avant sur les hanches comme si vous descendiez une piste à ski. Fixez un point au sol à une distance qui évite toute tension dans la nuque et qui étire le sommet de la tête. Si votre tête est trop près des pieds, elle tombe ; trop loin, vous raccourcissez la nuque. Tendez les bras sur les côtés derrière vous, les paumes vers le haut.

↘ Mouvement

→ Inspirez pour vous préparer et étirez la colonne vertébrale.

→ Expirez, remontez le périnée et rentrez le ventre, laissez tomber les omoplates vers le bas et pressez les omoplates et les bras l'un contre l'autre.

→ Inspirez et maintenez.

→ Expirez et relâchez les bras.

→ Refaites le mouvement cinq fois avant de revenir à la verticale, tout en continuant à allonger le dos et la tête. Revenez à une position d'équilibre debout sans bloquer les genoux.

↘ Précautions

- Gardez le regard rivé sur un point au sol.
- Attention au cou : il doit rester détendu et étiré.
- Pensez à étirer le coccyx vers le bas, loin du sommet de la tête.
- Les genoux restent pliés et souples, à la verticale des pieds.

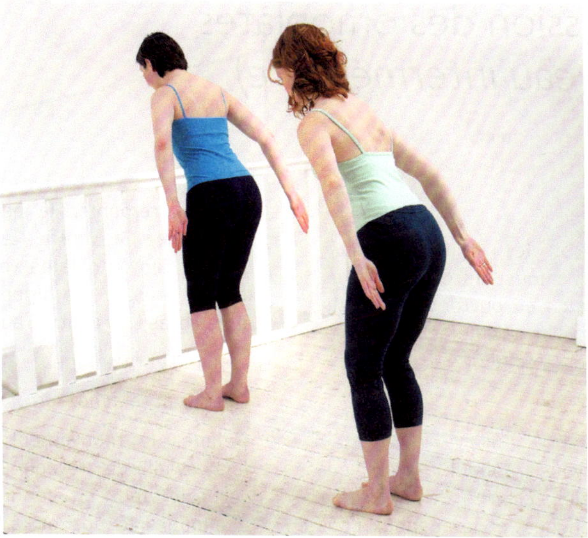

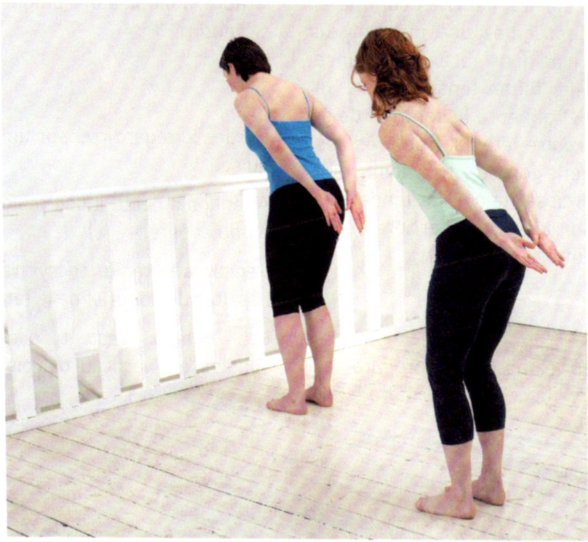

position de repos

↘ Objectif

Allonger et étirer le bas du dos. Utiliser sa capacité pulmonaire au maximum.

↘ Pour se mettre en position de repos

→ Cette position succède généralement à un exercice où vous êtes allongé sur le ventre. Mettez-vous à quatre pattes, joignez les pieds et écartez les genoux.

→ Descendez lentement les fessiers sur les pieds. Ne levez ni la tête ni les mains. Asseyez-vous sur les pieds – pas entre eux – et arrondissez le dos.

→ Détendez-vous dans cette position. Cherchez à étirer les bras au maximum. Visualisez l'expansion de l'arrière de votre cage thoracique quand vous inspirez profondément.

→ Plus les genoux sont écartés, plus vous sentez l'étirement à l'intérieur des cuisses. Imaginez votre poitrine qui s'enfonce dans le sol. Si vos genoux sont serrés, vous étirez la colonne lombaire. Évitez cette position si vous avez mal au dos.

→ Prenez dix inspirations dans cette position.

↘ Pour quitter la position de repos

→ À l'expiration, remontez le périnée, rentrez le ventre et déroulez-vous lentement.

→ Pensez à descendre le coccyx et à basculer l'os pubien vers l'avant.

→ Redressez la colonne vertèbre après vertèbre jusqu'à ce que vous soyez droit.

ATTENTION !

Évitez de prendre la position de repos si vous avez des problèmes de genou, car vous risquez de comprimer les articulations.

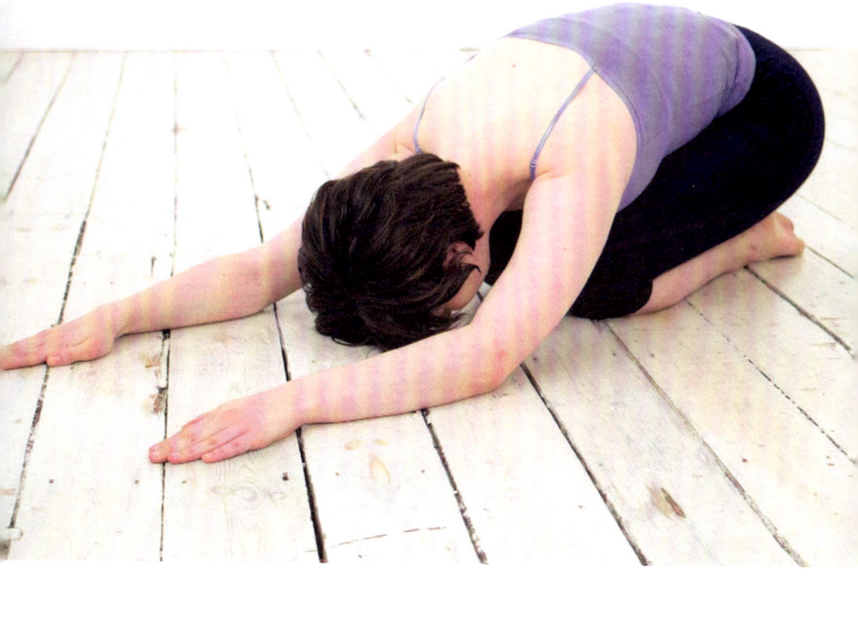

la flèche – *deuxième étape (niveau intermédiaire)*

Dans l'introduction, vous avez vu l'exercice intitulé La flèche – *première étape*. Il est temps d'intensifier vos efforts ! Le mouvement suivant comporte de nombreuses instructions. Nous vous suggérons de les lire plusieurs fois avant de commencer l'exercice.

↘ Objectif

Renforcer les muscles du milieu du dos et faire travailler l'intérieur des cuisses.

↘ Matériel

Un coussin plat (facultatif).

↘ Position de départ

Allongez-vous sur le ventre en plaçant éventuellement un coussin plat sous le front pour mieux respirer. Les bras sont tendus le long du corps, le cou est étiré, les jambes sont jointes et les orteils sont pointés.

↘ Mouvement

→ Inspirez pour vous préparer et étirez la colonne vertébrale en rentrant délicatement le menton.

→ Expirez, remontez le périnée, rentrez le ventre et restez ainsi tout le long de l'exercice. Abaissez les omoplates dans le dos en étirant les doigts en direction des pieds. Continuez à étirer le sommet de la tête. Décollez lentement le haut du corps de quelques centimètres en utilisant les muscles du milieu du dos. Gardez le visage tourné vers le sol. Ne basculez pas la tête en arrière. Dans le même temps, pressez les cuisses l'une contre l'autre tout en gardant les pieds au sol.

→ Inspirez et visualisez tout votre corps, de la pointe des pieds au sommet de votre tête.

→ Expirez, maintenez la contraction du périnée et redescendez lentement.

→ Répétez le mouvement six fois.

Après cet exercice, mettez-vous en position de repos (voir page 64).

↘ Précautions

- Les abdominaux inférieurs doivent rester creusés.
- Ne forcez pas sur le cou, qui doit rester relâché au moment où vos épaules descendent dans le dos. Songez au cou d'un cygne émergeant d'entre ses ailes.
- Pensez à garder les pieds au sol.
- Arrêtez-vous si vous sentez la moindre gêne dans le bas du dos.

Cet exercice peut également se pratiquer les pieds écartés dans le prolongement des hanches, les muscles des cuisses et des fesses détendus.

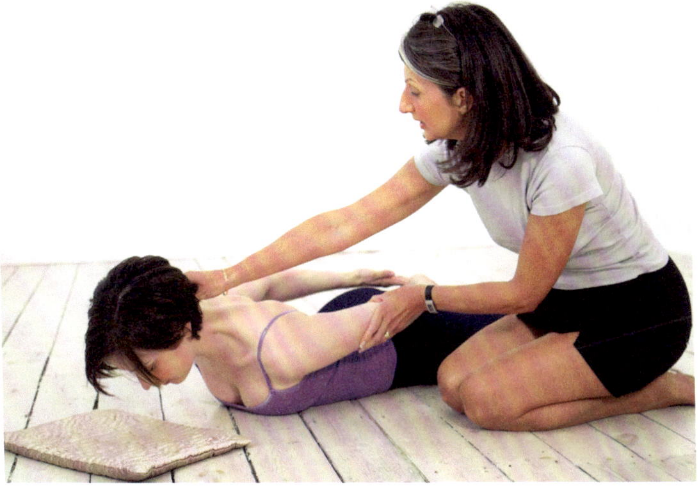

devant-derrière *(niveau intermédiaire)*

Cet exercice est excellent pour ouvrir le buste et obtenir une bonne amplitude de mouvement dans les épaules

↘ Objectif

Apprendre à bien positionner son buste. Ouvrir le buste en étirant délicatement le devant de la poitrine.

↘ Matériel

Un long foulard ou un tendeur.

↘ Position de départ

Tenez-vous debout (voir page 14) en étirant la colonne. Tenez le foulard devant vous, les mains écartées d'un mètre environ.

↘ Mouvement

→ Prenez une inspiration ample et profonde pour vous préparer.

→ Expirez, remontez le périnée et creusez le ventre. Soulevez le foulard et laissez vos mains guider vos bras et vos épaules. Essayez de garder les épaules détendues – ne les laissez pas remonter vers vos oreilles. Pensez à abaisser les omoplates tandis que vos bras montent. Le mouvement doit partir des omoplates.

→ Inspirez et faites passer le foulard derrière vous en dessinant un grand arc de cercle, les bras tendus sans être bloqués.

→ Inspirez en remontant lentement le foulard et expirez en le ramenant lentement devant vous.

↘ Précautions

- Quand vous levez les bras, essayez de conserver un bon alignement de tout le corps. Ne basculez pas le buste vers l'arrière.
- Veillez à garder le périnée contracté.
- Si vous devez plier un coude ou baisser la tête quand l'écharpe passe derrière vous, essayez d'écarter les bras. Si c'est encore trop difficile, cela veut dire que vous n'êtes pas encore prêt pour ce mouvement. Continuez à pratiquer les autres exercices destinés à assouplir les épaules.

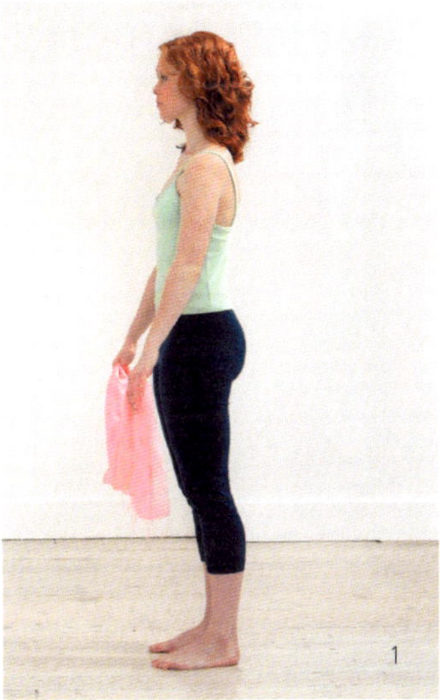

1

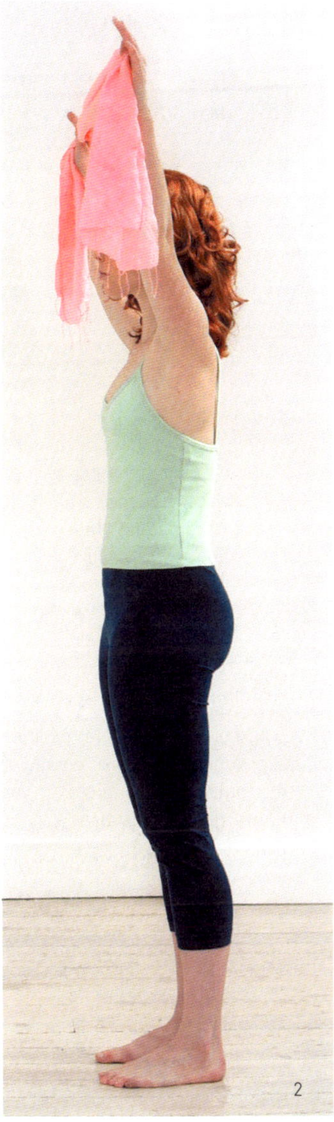

2

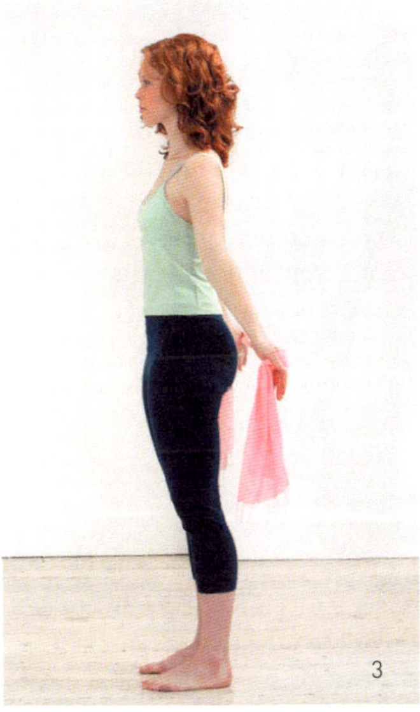

3

haltères en position debout *(débutants)*

C'est un bon exercice dans la série des haltères. Ce sont les muscles du haut des bras qui sont visés.

↘ Objectif

Renforcer les biceps.

↘ Matériel

Des haltères de 1 kg maximum chacun.

↘ Position de départ

Tenez-vous debout (voir page 14). Exercez-vous d'abord sans haltères. Tendez les bras de chaque côté, les épaules basses, le cou relâché. Les bras sont tendus sans être bloqués.

↘ Mouvement

→ Prenez une inspiration ample et profonde et étirez la colonne vertébrale.

→ Expirez, remontez le périnée et rentrez le ventre. Le périnée toujours contracté, pliez lentement les bras en ramenant les mains vers vous.

→ Inspirez et tendez lentement les bras.

→ Répétez le mouvement huit fois.

↘ Précautions

- Le haut des bras doit rester immobile.
- Pensez à étirer les bras en même temps que vous les tendez.

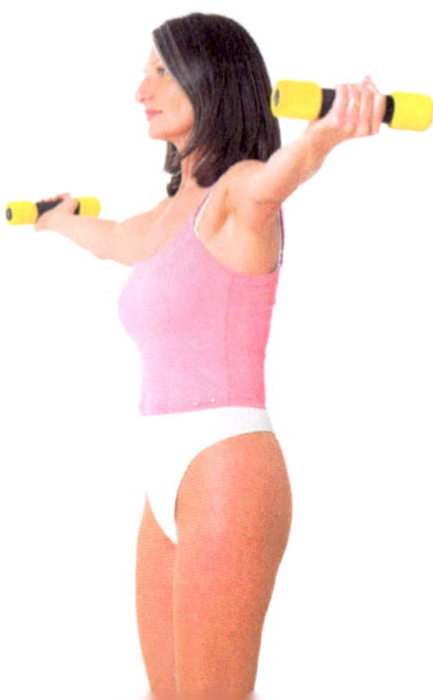

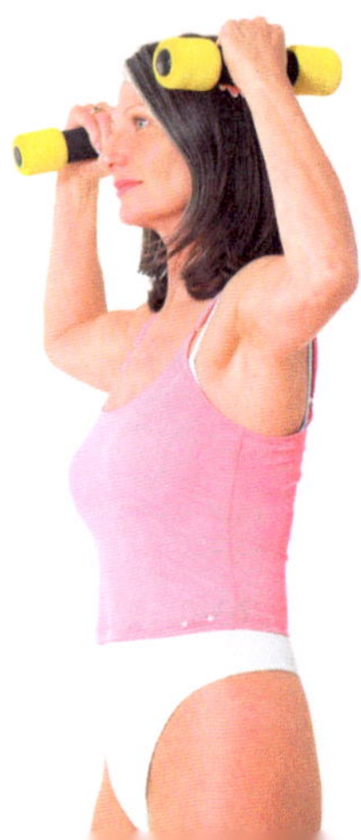

balancier en position debout

La série d'exercices qui suit est destinée à vous enseigner les bons mouvements du buste et à muscler les bras et les épaules. Les débutantes feront l'exercice sans haltères. Les régimes yo-yo ramollissent souvent le haut des bras. Cette partie du corps nécessite de gros efforts si vous voulez la muscler. Si vous souhaitez avoir des bras aux contours bien définis, joliment sculptés, sans être volumineux ni masculins, commencez par pratiquer sans haltères, puis essayez avec des poids de 500 grammes. C'est le meilleur moyen de sculpter les bras, mais aussi de renforcer la densité osseuse. C'est donc un bon exercice pour la prévention et le traitement de l'ostéoporose.

↘ Objectif

Tonifier les bras et les épaules.

↘ Matériel

Une paire d'haltères légers.

↘ Position de départ

Tenez-vous debout (voir page 14), les bras détendus le long du corps, les paumes tournées vers l'arrière.

↘ Mouvement

→ Prenez une inspiration ample et profonde et étirez le sommet de la tête.

→ Expirez, remontez le périnée et rentrez le ventre. Tout en maintenant la contraction du périnée, levez le bras droit au-dessus de la tête en vous remémorant tout ce que vous avez appris dans l'exercice de flottement des bras (voir page 38). Gardez les omoplates basses et le cou détendu.

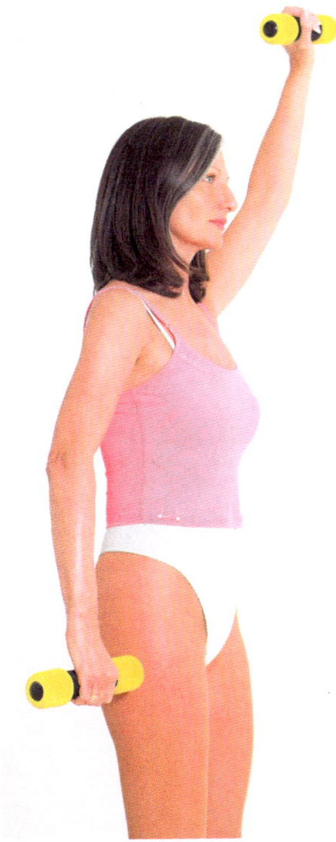

→ Inspirez et ramenez les deux bras à hauteur des épaules. Gardez les omolates basses et le cou détendu.

→ Expirez et levez le bras gauche, la paume toujours tournée vers l'avant, tout en ramenant le bras droit le long du corps, la paume vers l'arrière.

→ Inspirez et ramenez les deux bras devant vous, les paumes vers le sol.

→ Expirez, levez le bras gauche et baissez le bras droit.

→ Répétez cet enchaînement en levant et en baissant les bras dans un mouvement de balancier. Le mouvement doit être fluide et ininterrompu.

↘ Précautions

- Si vous n'arrivez pas à faire l'exercice avec la respiration, concentrez-vous sur le mouvement et contentez-vous de respirer normalement. Vous ajouterez la respiration plus tard.
- Cherchez à obtenir un mouvement fluide et naturel.
- Le périnée reste délicatement contracté.

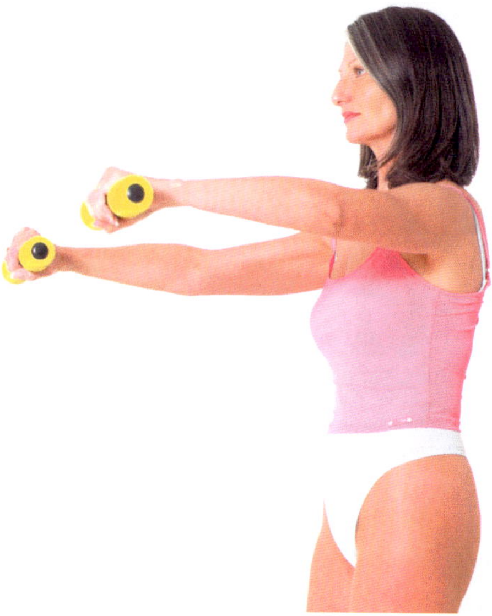

la sirène *(niveau intermédiaire)*

C'est un bon exercice pour étirer la taille et allonger le buste.

↘ Position de départ

Asseyez-vous par terre, les deux genoux pliés du côté droit, à distance confortable du corps. Le poids du corps porte sur la hanche gauche. Posez la main droite délicatement sur le tibia droit. Pensez à étirer la colonne vertébrale, même si vous êtes assis de côté.

↘ Mouvement

→ Prenez une profonde inspiration et étirez la colonne vertébrale.

→ Expirez, remontez le périnée et rentrez le ventre. Le périnée toujours contracté, levez le bras gauche en abaissant l'omoplate dans le dos, la paume des mains tournée vers l'intérieur.

→ Prenez une inspiration ample et profonde en vous étirant encore et encore vers le haut.

→ Expirez et tirez le bras gauche vers la droite en direction de l'angle du plafond. Tendez le bout des doigts et sentez l'étirement dans le côté gauche des côtes et de la hanche.

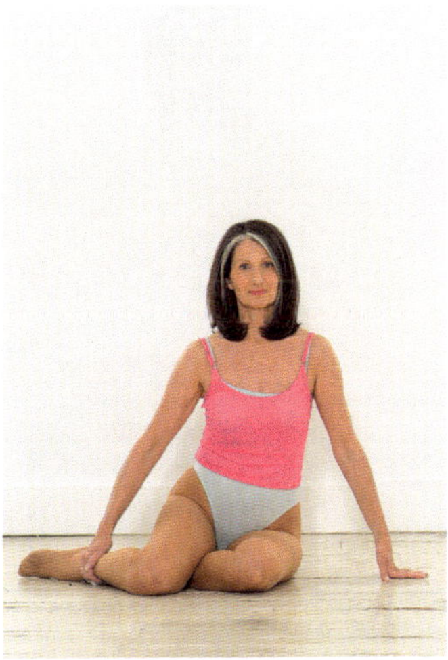

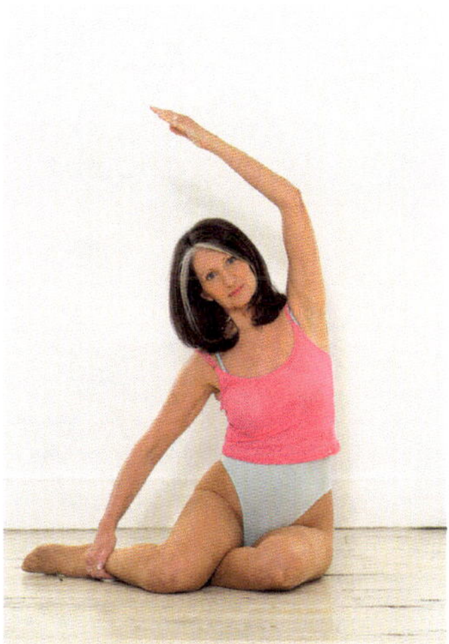

→ Prenez une ample respiration et revenez au centre.

→ Expirez et posez le coude et l'avant-bras gauche au sol si vous le pouvez. Levez le bras droit vers la gauche, la paume loin de vous. Sentez l'étirement dans votre côté droit. Gardez la hanche droite baissée pour renforcer l'étirement.

→ Inspirez et poussez sur le coude et l'avant-bras gauche pour revenir en position initiale.

→ Profitez de l'expiration pour vous étirer à nouveau du côté droit.

→ Répétez cinq fois le mouvement de chaque côté.

↘ Précautions

- Le mouvement doit être lent et fluide, comme un roseau qui plie sous le vent.
- Essayez de vous étirer de chaque côté sans jamais basculer ni vers l'avant ni vers l'arrière.

ATTENTION !

Demandez conseil à un médecin si vous souffrez de problèmes de dos ou de sacrum.

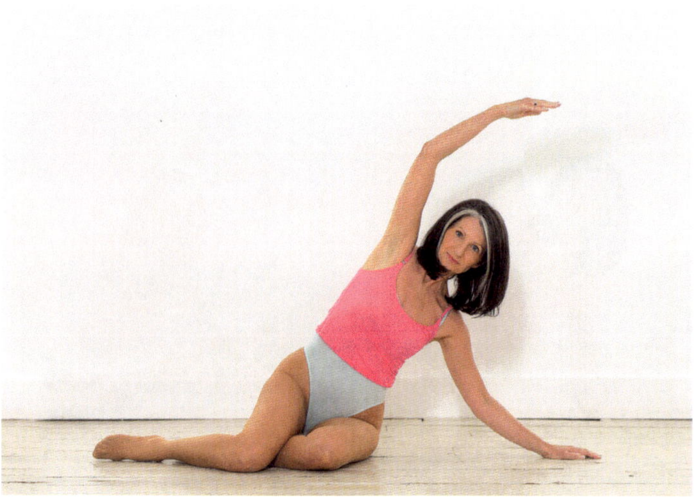

flexion latérale *(niveau avancé)*

Objectif

Améliorer sa force globale afin de se sentir grande et forte.

ATTENTION !

Évitez cet exercice si vous avez des problèmes d'épaule, de bras ou de cou.

Position de départ

Allongez-vous sur le côté droit, les jambes tendues. Posez l'avant-bras droit au sol de façon à former un angle droit avec votre corps. Posez la main gauche délicatement au sol devant vous. Passez la jambe gauche par-dessus la jambe droite. Posez le pied gauche devant la cheville droite, les orteils pointés vers l'avant et la plante à plat sur le sol.

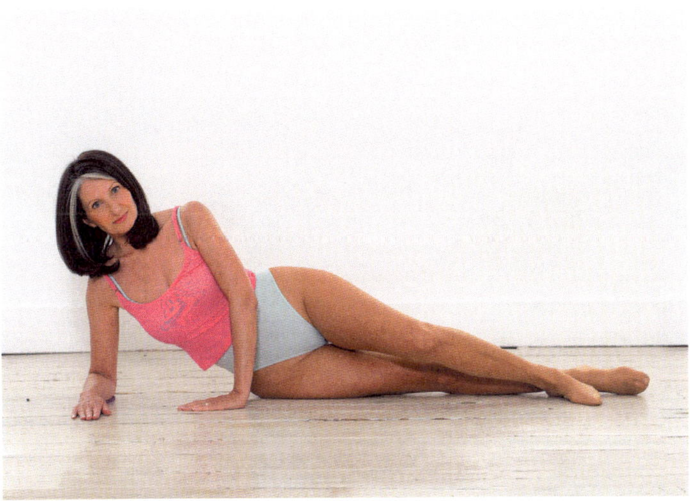

↘ Mouvement

→ Prenez une inspiration ample et profonde pour vous préparer et allonger la colonne vertébrale.

→ Expirez, remontez le périnée et rentrez le ventre. Tout en maintenant la contraction du périnée, décollez la hanche gauche vers le plafond en poussant sur le pied gauche. Dans le même temps, levez le bras gauche au-dessus de votre tête en direction de l'angle du plafond. Serrez les cuisses l'une contre l'autre.

→ Expirez et reposez lentement tout le corps au sol en abaissant le bras gauche en dessinant un arc de cercle.

→ Faites le même mouvement jusqu'à cinq fois de chaque côté.

↘ Précautions

- Après avoir soulevé votre corps du sol, essayez de garder le bassin et la colonne en position neutre. Ne basculez pas le bassin vers l'avant.
- Pour vous aider, imaginez qu'une large sangle entoure vos hanches et vous tire vers le plafond.
- Essayez de ne pas pousser sur vos épaules et vos bras. Ils travaillent, mais votre poids doit porter sur le pied placé devant.
- Sentez-vous grande et forte.

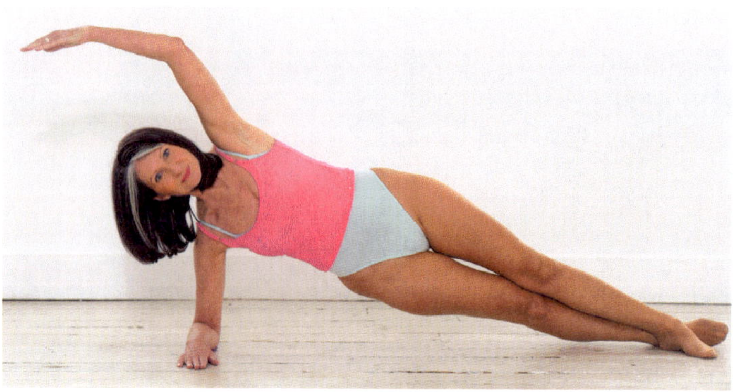

la santé des seins

Les cancers du sein détectés chaque année sont en augmentation, aussi est-il essentiel que les femmes prennent une part active à la santé de leurs seins. Voici quelques informations indispensables et quelques gestes simples à intégrer à votre vie quotidienne. Toutefois, si vous avez la moindre inquiétude, contactez votre médecin ou une association nationale contre le cancer du sein pour obtenir des conseils ou plus d'informations.

➔ Un bon soutien

Beaucoup de magasins proposent désormais – à juste titre – un service de conseil en lingerie. On estime que neuf femmes sur dix portent des sous-vêtements mal adaptés. Si l'on ne sait pas encore à quel point le port du soutien-gorge contribue à la bonne santé des seins, une chose est sûre : un soutien-gorge mal adapté ne leur fait aucun bien. Les seins ne sont pas soutenus par des muscles, mais par des ligaments qui s'allongent naturellement avec l'âge, entraînant leur affaissement.

Un soutien-gorge bien adapté ralentit le processus, mais procure aussi un confort certain et modèle le buste. Si le soutien-gorge est trop petit, il peut provoquer des douleurs dans le dos, le cou et les épaules, une mauvaise posture, voire des difficultés respiratoires. S'il est trop grand, les seins ne sont pas soutenus.

Faites vérifier régulièrement la taille de votre soutien-gorge, et particulièrement quand vous commencez ou arrêtez la pilule, quand vous tombez enceinte, ou quand vous grossissez ou maigrissez beaucoup.

autopalpation des seins

Toute femme devrait impérativement pratiquer un examen mensuel des seins. La détection précoce du cancer du sein sauve des vies. Si vous voyez ou sentez la moindre irrégularité, prenez immédiatement rendez-vous avec votre médecin. Lors de votre examen, soyez attentive à :

- une douleur continue dans une partie du sein ;
- des changements inhabituels de la forme ou de la taille de l'un des seins ;
- un affaissement ou une déformation d'un sein ;
- toute grosseur ou épaisseur dans le sein ou sous le bras ;
- une rougeur ou un changement de couleur de la peau autour d'un téton ;
- un changement de la forme ou de la position d'un téton ;
- un écoulement d'un ou des deux tétons.

Il est normal que les seins changent de physionomie pendant le cycle menstruel, car ils sont régis par les hormones. Il faut donc les examiner chaque mois au même moment, juste après la fin des règles. Si vous êtes ménopausée, examinez-les à la même date chaque mois.

→ Commencez par observer la forme, la taille et la position de vos seins dans le miroir. Tenez-vous droite et tournez-vous de chaque côté, d'abord avec les mains le long du corps, puis avec les mains au-dessus de la tête.

→ Placez les mains sur les hanches et penchez le corps en avant et en arrière, toujours à la recherche de changements inhabituels.

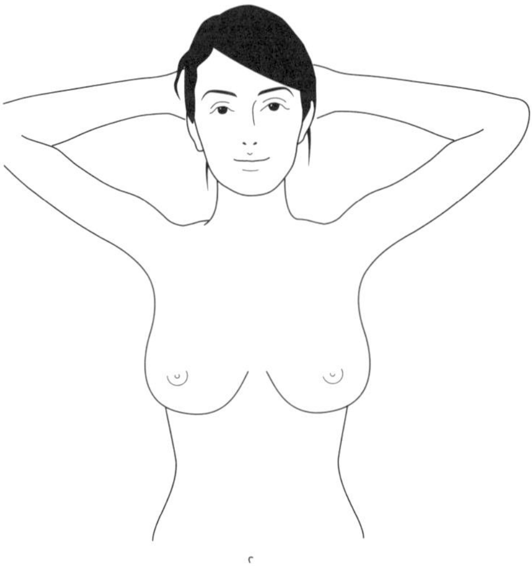

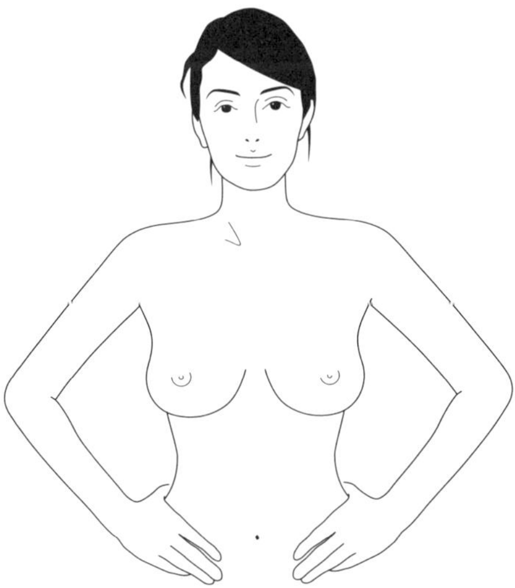

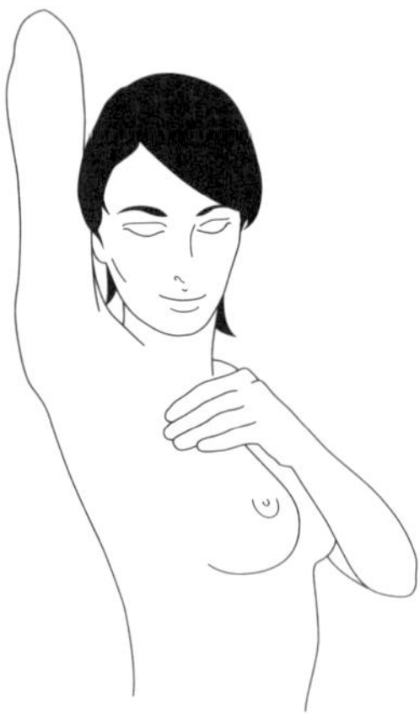

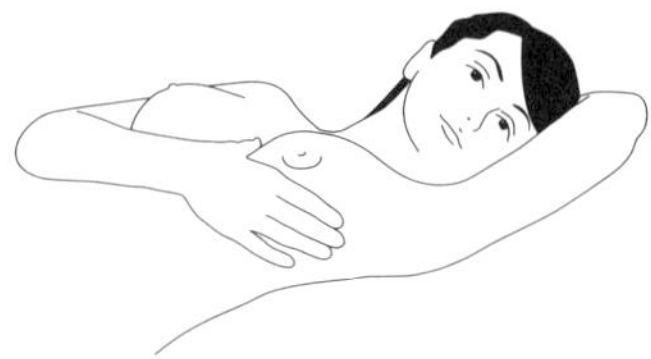

Palpez chaque sein avec les doigts de la main opposée. Appliquez une pression ferme du bout des doigts et faites le tour du sein avec de petits mouvements circulaires. Veillez à parcourir tout le sein : l'aisselle, le haut du sein, le sein lui-même et enfin le bas du sein. Recherchez également une éventuelle grosseur autour de la clavicule.

Pour finir, allongez-vous sur le dos et répétez ces gestes.

le dos

Le dos est une partie du corps largement sous-estimée. Or, la colonne vertébrale vous fait tenir debout et vous donne votre posture. Il est donc essentiel de l'entretenir en suivant un programme d'exercices équilibré.

Les bienfaits d'une bonne posture sont infinis. Vous respirez mieux. Vous digérez mieux. Vous usez moins vos articulations, réduisant ainsi les risques d'ostéoarthrite et autres blessures répétitives consécutives à des efforts. Et enfin, vous ne vous voûterez pas en vieillissant car vous garderez la colonne vertébrale de votre jeunesse.

La méthode Pilates est avant tout une technique de rééducation posturale. Chaque exercice présenté dans ce livre vous aidera à adopter une bonne posture. Intégrez la méthode Pilates dans tous les aspects de votre vie. Quand vous marchez dans la rue, imaginez qu'un ballon est attaché au sommet de votre tête, et vous flotterez. Remontez le périnée et rentrez délicatement le ventre en attendant le bus. Dans les embouteillages, pensez à étirer la colonne vertébrale, à détendre les omoplates dans le bas du dos, à relâcher le sternum, à écarter les coudes et à relâcher la mâchoire et le cou – et vous sentirez immédiatement le stress de la conduite urbaine se dissiper.

exercices pour le dos

Joseph Pilates répétait toujours à ses clients que l'on a l'âge de sa colonne vertébrale. Tout programme de remise en forme équilibré doit inclure tous les mouvements que la colonne peut effectuer – flexion (inclinaison vers l'avant), extension (inclinaison vers l'arrière), rotation (torsion) et flexion latérale (inclinaison sur les côtés). Dans une colonne en bonne santé, chaque vertèbre bouge indépendamment de ses voisines – aucune partie n'est bloquée ou coincée, un peu comme les perles d'un collier. Les vertèbres flottent sur les disques, qui sont comme des balles en caoutchouc entre les vertèbres. Ils protègent et soutiennent les os. Dans les pays à forte activité sismique, les immeubles sont souvent construits sur des cylindres en caoutchouc (les disques) alternant avec des cylindres métalliques (les vertèbres) pour absorber les secousses. La colonne vertébrale est construite de la même manière, ce qui lui permet d'absorber les chocs. Les exercices de la méthode Pilates ont pour but de favoriser la mobilité et le contrôle segmental en insistant pour qu'à chaque fois que vous décollez ou que vous posez la colonne au sol, vous procédiez vertèbre après vertèbre, os après os, sans cesser de vous étirer.

Les exercices suivants vous aideront à garder une colonne souple et forte.

enroulements de la colonne avec coussin *(débutants)*

C'est un formidable exercice pour la colonne. En serrant le coussin entre les genoux, vous ferez également travailler l'intérieur des cuisses et les fessiers. Pour corser l'exercice, écartez largement les bras derrière vous. Mais attention de ne pas écraser les côtes et de ne pas arrondir le haut du dos.

↘ Objectif

Apprendre à enrouler la colonne, vertèbre après vertèbre, pour atteindre un contrôle segmental synchrone. Faire travailler les adducteurs – muscles situés à l'intérieur des cuisses.

↘ Matériel

Un gros coussin.

↘ Position de départ

Allongez-vous en position de relaxation (voir page 23), les bras le long du corps et les pieds joints, parfaitement dans l'axe, à une trentaine de centimètres des fessiers. Placez le coussin entre les genoux. Les bras sont détendus et les paumes au sol.

↘ Mouvement

→ Inspirez pour vous préparer.

→ Expirez, remontez le périnée et rentrez le ventre. Serrez le coussin entre les genoux et enroulez le coccyx en le décollant très légèrement du sol.

→ Inspirez, expirez, remontez le périnée et rentrez le ventre, puis déroulez lentement le dos en étirant la colonne.

→ Expirez, remontez le périnée, rentrez le ventre et décollez un peu plus la colonne du sol.

→ Inspirez, expirez, remontez le périnée et rentrez le ventre en reposant la colonne au sol, vertèbre après vertèbre.

→ Enroulez et décollez un peu plus la colonne du sol à chaque expiration. Inspirez en position haute, puis expirez en déroulant la colonne au sol, vertèbre après vertèbre. Cherchez à étirer la colonne tout en déroulant le dos. Pendant tout ce temps, contractez les abdominaux profonds et le périnée, et serrez le coussin entre les genoux.

↘ Précautions

- Ne cambrez pas le dos.
- Répartissez le poids du corps uniformément sur les deux pieds et essayez de les empêcher de rouler vers l'intérieur ou l'extérieur.
- Le cou doit rester étiré et souple.

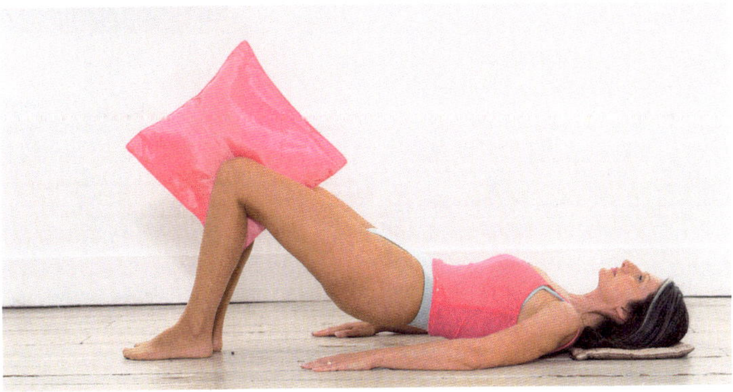

flexion latérale au mur *(débutants)*

Cet exercice soumet la colonne vertébrale à une flexion latérale. Il étire et fait travailler la taille. Si vous vous adossez à un mur, vous serez plus sûr de votre alignement. Mais ce n'est pas une obligation.

↘ Objectif

Étirer les côtés du buste et développer une bonne flexion latérale de la colonne vertébrale.

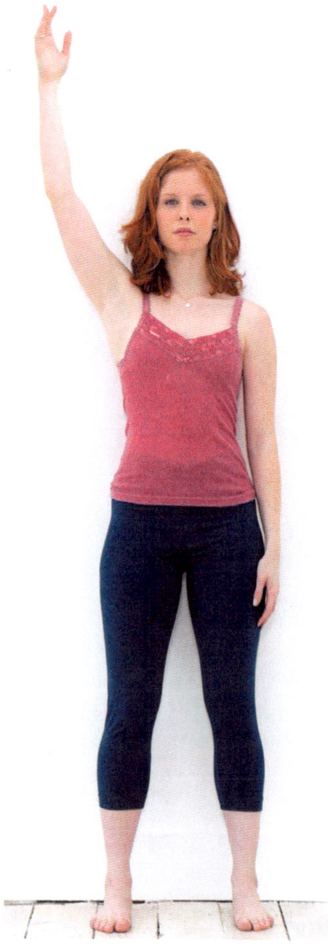

↘ Position de départ

Tenez-vous debout, le dos au mur, les pieds à quelques centimètres du mur, écartés d'un peu plus de la largeur des épaules. Notez là où votre corps touche le mur. Ne basculez pas la tête en arrière et vérifiez que votre bassin est en position neutre. Les mains sont posées à l'extérieur des cuisses. Le bras qui ne travaille pas reste en contact avec l'extérieur de la cuisse pendant tout l'étirement.

↘ Mouvement

- → Prenez une inspiration ample et profonde pour vous préparer et allonger la colonne vertébrale.
- → Expirez, remontez le périnée et rentrez le ventre. Tout en maintenant la contraction du périnée, levez lentement un bras sur le côté au-dessus de la tête en essayant de le garder en contact avec le mur, mais sans forcer.

→ Prenez une profonde inspiration et vérifiez que votre omoplate reste ancrée dans le bas du dos et que votre épaule ne remonte pas vers votre oreille. Étirez le sommet de la tête.

→ Expirez, contractez le périnée et étirez la taille et le bras en direction de l'angle du plafond. Gardez la tête dans l'axe de la colonne (visage vers l'avant) et ne vous éloignez pas du mur.

→ Inspirez et revenez lentement au centre.

→ Expirez et redescendez le bras le long du mur.

→ Répétez cinq fois de chaque côté.

↘ Précautions

- Notez sans cesse l'endroit où votre corps touche le mur.
- Le bassin doit rester centré. Empêchez-le de basculer d'un côté et de l'autre.
- Gardez les deux pieds fermement ancrés dans le sol.
- Essayez d'ouvrir le buste depuis la taille, en étirant la cage thoracique loin des hanches plutôt que de simplement tirer sur le bras.

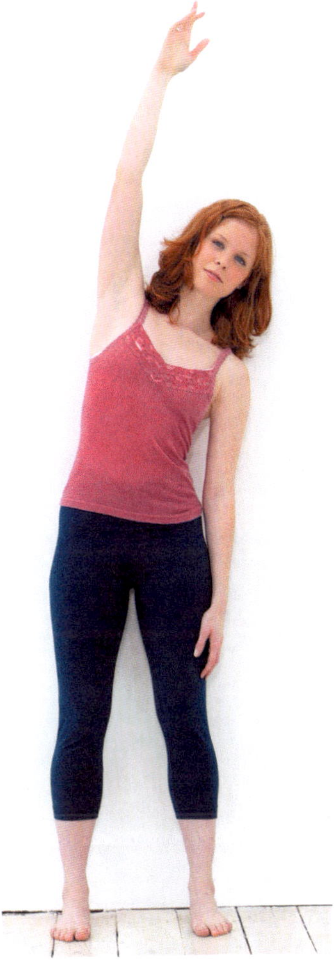

enroulements avant *(niveau intermédiaire)*

C'est un exercice clé de tout programme Pilates. Il peut être utilisé pour s'échauffer ou pour se détendre. Il allie un travail de stabilisation au formidable mouvement d'enroulement de la colonne vertébrale. En vous relevant, pensez à empiler chaque vertèbre pour reconstruire et étirer la colonne.

Pour la version avancée. Essayez de porter de légers haltères – 500 grammes chacun – pour mieux relâcher les épaules. les bienfaits de cet exercice se font sentir rapidement dans tout le corps.

↘ Objectif

Libérer les tensions dans la colonne, les épaules et le buste. Faire travailler la colonne, développer souplesse et force, et accéder au contrôle segmental. Apprendre à stabiliser les abdominaux en courbant le dos.

↘ Position de départ

Tenez-vous debout, les pieds parallèles, écartés de la largeur des hanches, le poids du corps équitablement réparti entre les deux pieds. Vérifiez que vos pieds ne roulent pas vers l'intérieur ou l'extérieur. Relâchez les genoux. Trouvez la position neutre de votre bassin, mais continuez à allonger le coccyx.

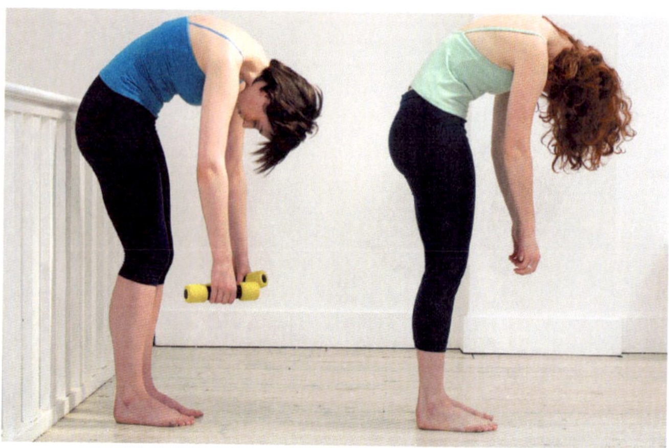

Mouvement

- Inspirez pour vous préparer et étirer la colonne vertébrale.
- Relâchez la tête et le cou. Expirez, remontez le périnée, rentrez le ventre, laissez tomber le menton sur la poitrine et laissez le poids de votre tête vous entraîner lentement vers l'avant, le cou relâché, les bras ballants, le centre fort et les genoux souples.
- Inspirez tout en laissant véritablement pendre la tête et les bras.
- Expirez, le périnée fermement contracté. Faites descendre le coccyx, poussez l'os pubien vers l'avant, faites pivoter le bassin vers l'arrière en vous redressant et en déroulant la colonne vertèbre après vertèbre.
- Répétez le mouvement six fois.

Précautions

- Vous aurez peut-être envie de prendre une autre inspiration pendant cet exercice. Essayez tout de même d'expirer au moment de bouger la colonne.
- Restez bien centré quand vous vous baissez. Ne vous balancez pas d'un côté ou de l'autre. Une fois baissé, regardez où vos mains touchent vos pieds.
- Ne laissez pas vos pieds rouler vers l'intérieur ou l'extérieur. Gardez le poids du corps réparti uniformément sur les deux jambes et essayez de ne pas basculer en avant sur le bout des pieds, ni en arrière sur les talons.

ATTENTION !

Demandez conseil à un spécialiste si vous avez un problème de dos, surtout s'il s'agit d'un problème discal.

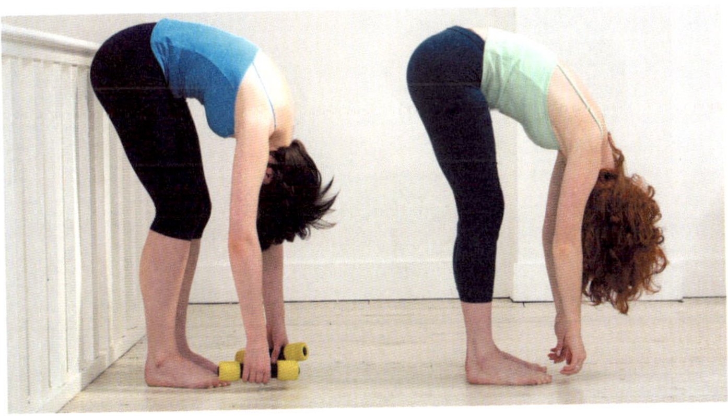

le chat *(débutants)*

Cet exercice dénoue la colonne tout en vous enseignant un bon alignement.

↘ Objectif

Faire travailler la colonne et adopter un bon alignement.

↘ Position de départ

Mettez-vous à quatre pattes, les mains à l'aplomb des épaules, les doigts pointés vers l'avant. Les genoux sont à la verticale des hanches, les tibias sont au sol. Fixez le regard au sol pour étirer la nuque. Trouvez la courbure naturelle et neutre de la colonne. Imaginez que vous avez une flaque d'eau dans le creux du dos. Étirez le sommet de la tête loin du coccyx. Les épaules sont basses. Ne bloquez pas les coudes. Faites porter le poids de votre corps sur toute la main, et pas uniquement sur les éminences.

↘ Mouvement

→ Prenez une inspiration ample et profonde et étirez la colonne vertébrale.

→ Expirez, remontez le périnée et rentrez le ventre. Le périnée toujours contracté, commencez à enrouler le coccyx en partant de la base de la colonne – un peu comme dans les exercices d'enroulement de la colonne de la page 82. Remontez tout le long du dos, arrondissez-le tout en le gardant ouvert et large. À la fin, rentrez le menton dans la poitrine, le cou et la tête relâchés. Imaginez qu'un fil vous tire par la taille au plafond.

→ Prenez une profonde inspiration en vérifiant que vos coudes ne sont pas bloqués.

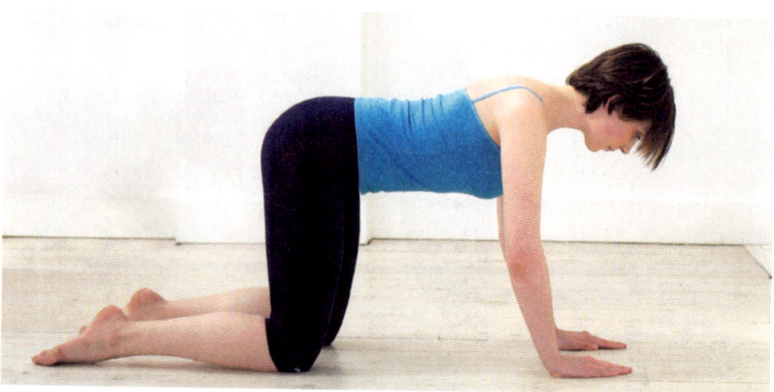

→ Expirez et déroulez lentement la colonne en commençant là encore par la base. Pointez le coccyx, travaillez vertèbre après vertèbre, et faites glisser vos omoplates dans le dos, jusqu'à revenir en position neutre. Attention de ne pas trop creuser le bas du dos et de ne pas basculer la tête en arrière. Visualisez la colonne dans toute sa longueur.

→ Répétez le mouvement cinq fois.

↘ Précautions

- Répartissez le poids du corps uniformément sur les deux mains.
- Si vos poignets fatiguent, faites une courte pause, puis recommencez. Ils finiront par s'endurcir. Vous pouvez aussi essayer de placer des serviettes pliées sous les éminences pour réduire l'angle du poignet.
- Veillez à bouger la colonne vertèbre après vertèbre.
- Souvenez-vous de ne pas bloquer les coudes.

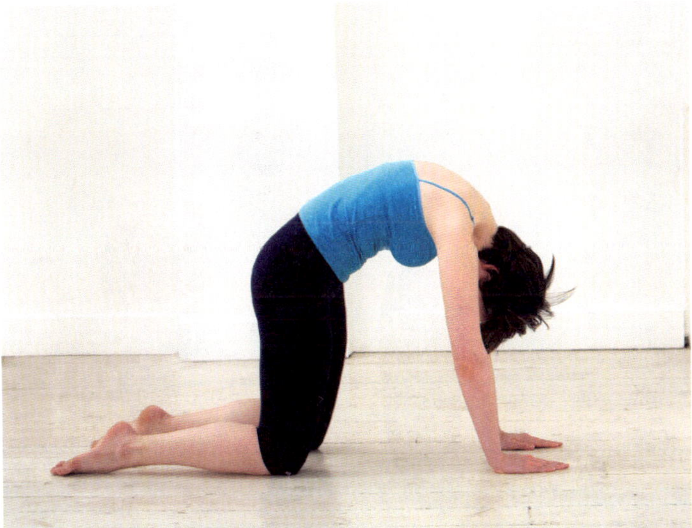

arc et flèche *(débutants)*

Beaucoup d'exercices de la méthode Pilates encouragent la rotation de la colonne vertébrale, notamment la rotation des hanches, pages 102-105. L'exercice suivant est toutefois notre préféré, car il ouvre véritablement le buste et favorise l'extension en même temps que la rotation.

↘ Position de départ

Asseyez-vous en vous tenant droit, les genoux pliés devant vous. Si vous êtes assez souple, étendez les jambes. Assurez-vous que vous êtes bien assis sur vos ischions. Tendez les bras devant vous, à hauteur d'épaule, les paumes vers le bas. Les épaules sont basses et le cou relâché.

↘ Mouvement

→ Prenez une inspiration ample et profonde et étirez la colonne vertébrale.

→ Expirez, remontez le périnée, rentrez le ventre et restez ainsi jusqu'à la fin de l'exercice.

→ Inspirez et pliez le bras gauche en ramenant la main gauche vers la poitrine. Le coude reste à hauteur d'épaule.

→ Toujours à l'inspiration, tournez le buste en dépliant le bras et en le tendant derrière vous. La tête suit le bras mais reste dans l'axe de la colonne. Le buste est maintenant ouvert.

→ Expirez et ramenez le bras devant vous en dessinant un large cercle.

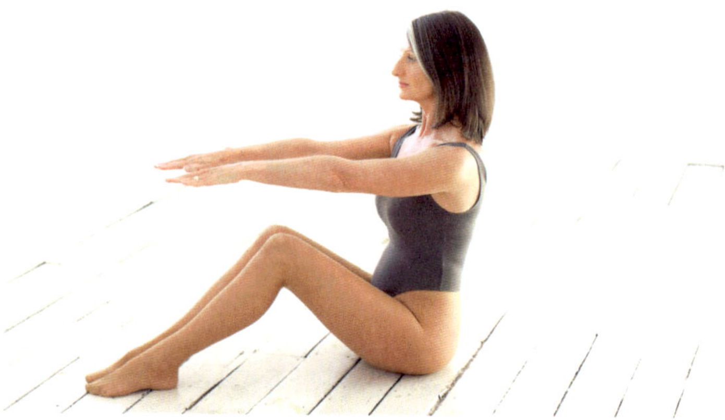

→ Répétez l'exercice cinq fois de chaque côté. Vous pouvez faciliter le mouvement de rotation de l'ensemble du buste en imaginant que votre bras tendu est tiré par des ficelles.
Après cet exercice, revenez à la position de repos de la page 64.

↘ Précautions

- Le périnée reste contracté.
- Essayez de ne pas contracter les fessiers.
- Relâchez le cou et maintenez l'espace entre les oreilles et les épaules.

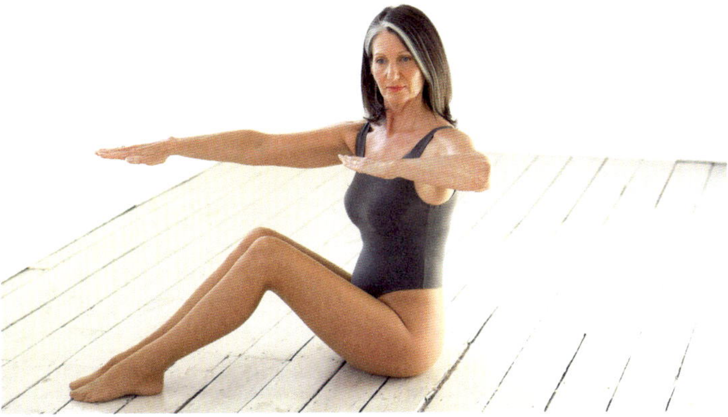

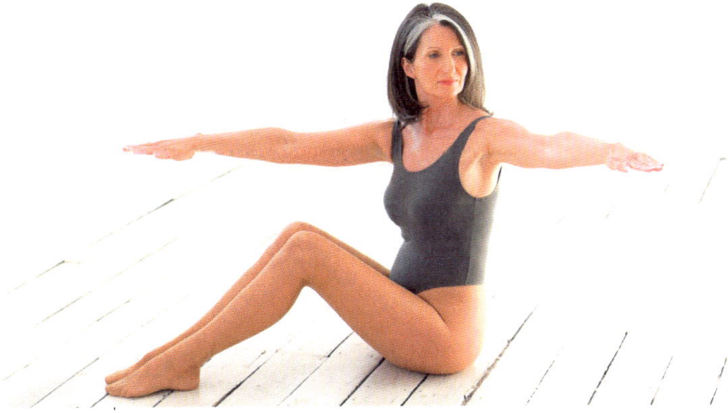

enroulements dorsaux *(niveau avancé)*

Lors de cet exercice, les muscles fléchisseurs de la hanche travaillent en collaboration avec les muscles abdominaux, apportant leur soutien à l'avant du corps. Étant reliés à la colonne, ils jouent également un rôle dans l'articulation de chaque vertèbre. Il est important d'utiliser les muscles dans l'ordre le plus efficace afin de favoriser le travail de la colonne. Il faut pour cela détendre certains muscles, se concentrer et en isoler d'autres. Si votre ventre gonfle, c'est que vous n'utilisez plus les bons muscles. Veillez à garder le ventre rentré. C'est un exercice difficile qui exige une grande maîtrise de son corps. Si vous voyez que vous descendez trop vite, ou si vous sentez la moindre tension dans le dos, arrêtez et attendez d'être plus forte et plus souple. Une fois prête, essayez de descendre d'un tiers, puis remontez.

↘ Objectif

Renforcer les abdominaux profonds et favoriser ainsi l'endurance. Apprendre à dérouler la colonne pour en renforcer la souplesse et la force.

↘ Matériel

Une longue écharpe ou un tendeur à haute résistance. Une serviette ou un coussin plat.

↘ Position de départ

Asseyez-vous par terre, les genoux pliés et les pieds joints à plat au sol. Passez l'écharpe sous vos pieds. Placez une serviette pliée ou un coussin plat là où reposera votre tête.

↘ Mouvement

→ Tenez l'écharpe, inspirez et inclinez la tête vers l'avant pour basculer le menton vers la poitrine sans la toucher.

→ Expirez, remontez le périnée et rentrez le ventre. Le périnée contracté, placez le bassin en position de bascule arrière pour que l'os pubien remonte vers le menton. Le coccyx doit rester au sol et dessiner un C avec la colonne lombaire. Creusez les abdominaux inférieurs. Tenez l'écharpe, déroulez lentement le dos au sol, vertèbre après vertèbre.

→ Pensez à garder le dos rond et le ventre rentré. Si vos abdominaux ressortent, arrêtez et réessayez quand vous serez plus forte.

→ Répétez jusqu'à dix fois le mouvement.

→ À la fin de cet exercice, asseyez-vous normalement et confortablement – en roulant sur un côté et en vous aidant de vos coudes pour vous relever.

↘ Précautions

- Restez maître de vos mouvements.
- Gardez le haut du corps détendu et ouvert, les épaules basses et le cou relâché.

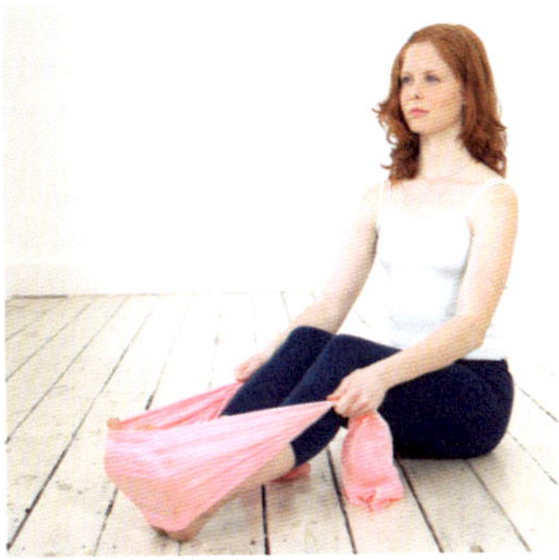

Position de départ

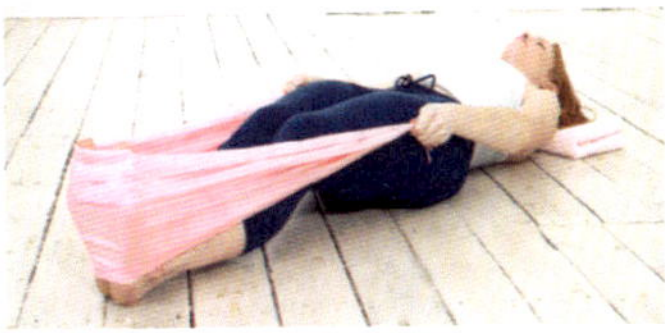

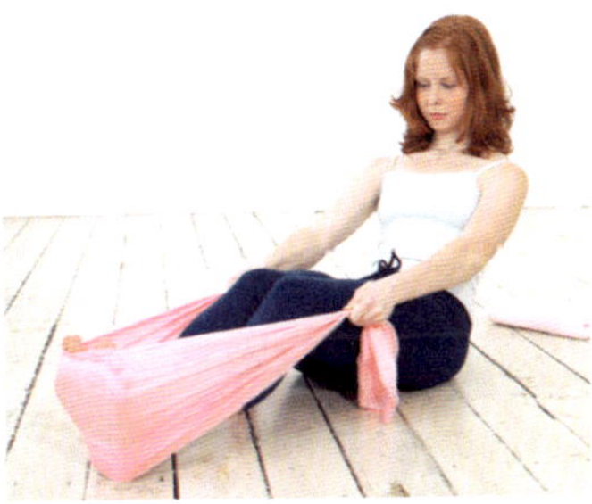

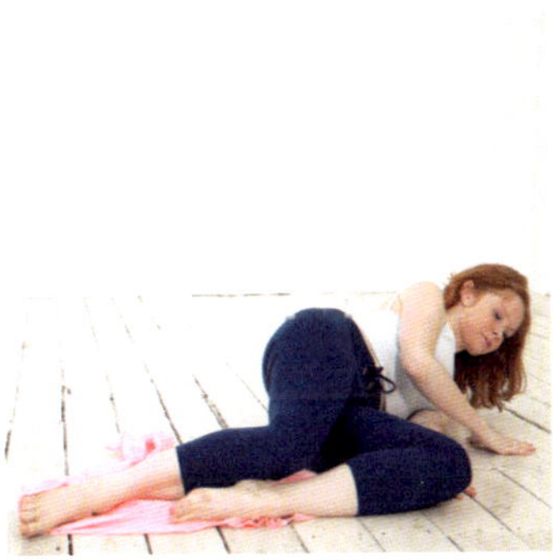

Prendre et quitter la position

le plaisir d'un massage du dos

Le pouvoir tactile renforce les liens émotionnels entre amis et en famille, il introduit de la sensualité entre deux partenaires et stimule la sensation de bien-être chez l'individu. Associé à des techniques de massage simples, le toucher est bon pour le dos, puisqu'il libère les tensions musculaires et stimule la circulation du sang dans l'organisme.

Noella Gabriel, directrice du développement de la grande société d'aromathérapie Elemis, propose cinq idées simples pour pratiquer un délicieux massage du dos. Choisissez-en une ou combinez-en plusieurs... mais ne vous précipitez pas ! Renforcez les bienfaits du massage en utilisant une huile de massage d'aromathérapie – vous verrez que vos mains glisseront mieux sur la peau. Versez-en un peu dans un petit bol et commencez toujours en faisant goutter de l'huile des deux côtés de la colonne.

- Les paumes à plat, commencez à la base du dos. Exercez une légère pression en remontant de chaque côté de la colonne. Arrivé à la nuque, passez la main sur la partie large de l'épaule, puis redescendez sur les côtés dans le creux de la taille. Terminez au bas du dos et répétez trois ou quatre fois.
- Utilisez le plat des pouces – l'un après l'autre – pour remonter le long du côté droit de la colonne, du bas du dos à la nuque. En exerçant une pression ferme, vous pourrez détendre les muscles tendus et noués. Poursuivez sur l'épaule droite, puis répétez à gauche, en commençant à la base du dos.
- À deux mains, pincez et roulez délicatement la peau entre les doigts et les pouces. C'est idéal pour stimuler et tonifier l'organisme.
- Placez-vous derrière la tête de manière à regarder le corps d'en haut. Travaillez de chaque côté de la colonne, de la nuque à la base du dos en exerçant des mouvements circulaires du plat de la main. Une fois arrivé dans le bas du dos, chassez les tensions par un mouvement de pétrissage.
- Là encore, placez-vous derrière la tête et dessinez de profonds cercles autour de l'omoplate droite avec les doigts de la main. Placez l'autre main au-dessus de la première pour renforcer la pression et vous attaquer aux nœuds musculaires (cette région est généralement pétrie de tensions). Répétez du côté gauche.

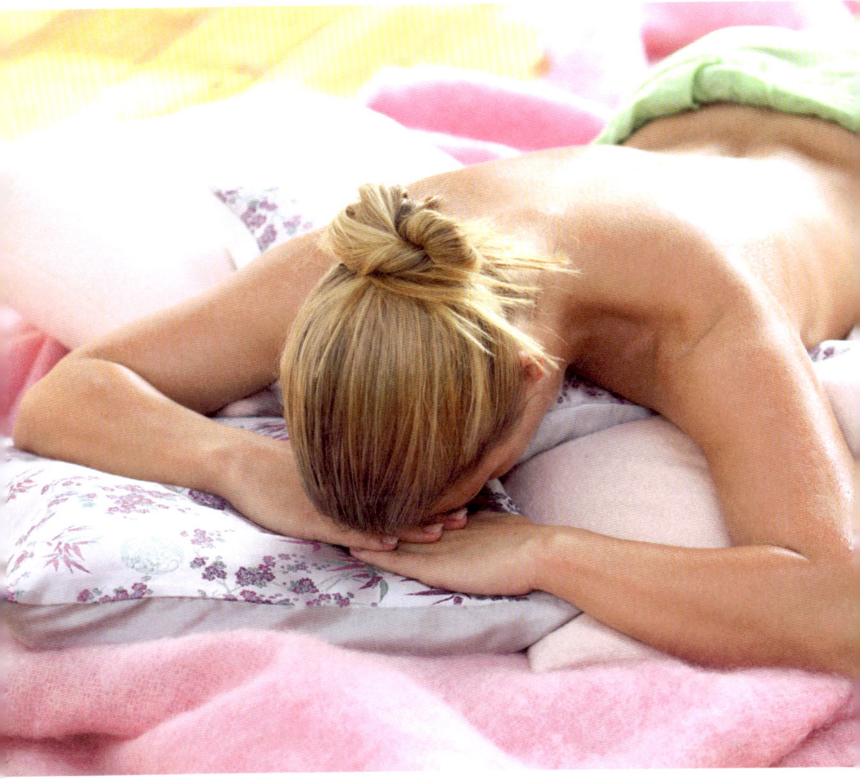

soins de beauté du dos

La peau du dos est sujette à l'acné pendant la puberté, mais aussi à l'âge adulte. Ses pores peuvent se boucher si elle n'est pas parfaitement nettoyée. Un gommage hebdomadaire donnera à votre peau une texture lisse et uniforme.

L'exfoliant que vous utilisez pour le dos peut être plus puissant que celui que vous utilisez pour le visage, car la peau y est moins fragile. Procédez par petits mouvements circulaires, mais restez douce. Le but est d'éliminer les peaux mortes.

Si vous avez des boutons ou des taches dans le dos, ne stimulez pas trop la peau, vous risquez d'intensifier la production de sébum et les éruptions au lieu de les freiner. Traitez la peau avec délicatesse et appliquez un masque ou de l'argile une fois par semaine pour éliminer les impuretés profondes et absorber l'excès de sébum.

Choisissez des produits doux.

Brosses, éponges végétales et gants

Les brosses en soie naturelle sont un bon moyen de se débarrasser des impuretés. Elles s'utilisent de préférence sur une peau sèche. Les éponges végétales sont fibreuses lorsqu'elles sont sèches, et redeviennent souples lorsqu'elles sont mouillées. Elles s'utilisent sur tout le corps pour nettoyer et gommer la peau. Les gants exfoliants sont pratiques pour voyager, car ils prennent peu de place et ne laissent aucun résidu.

Sels de mer

Les exfoliants qu'ils contiennent sont généralement un mélange de sels marins et d'huiles essentielles agrémenté d'ingrédients stimulants et vivifiants tels la menthe et le gingembre.

Exfoliants

Les exfoliants corporels ressemblent à ceux réservés au visage, mais leurs particules sont plus grosses et plus dures, et leurs formules sont souvent plus riches et plus nettoyantes.

Masques

Pour terminer les soins du dos, pensez à faire un masque hebdomadaire. Ces nettoyants riches et profonds éliminent le sébum, la transpiration, les cellules mortes et la saleté qui encrassent les pores et provoquent boutons et points noirs.

le ventre

Il faut se rendre à l'évidence : si vous consommez plus de calories que vous n'en brûlez, vous prenez du poids. Mais si vous souhaitez avoir un ventre plat et ferme, il est inutile de suivre des régimes draconiens. Il faut adopter une alimentation variée et équilibrée, consommer moins de calories que vous n'en brûlez si vous voulez perdre du poids – puis consommer juste ce qu'il faut pour vous stabiliser – et suivre un entraînement physique efficace qui cible le travail des abdominaux. Voici quelques conseils pour affiner la silhouette.

exercices pour le ventre

Les muscles abdominaux se divisent en quatre couches. Les grands droits de l'abdomen sont les plus superficiels. Viennent ensuite les grands obliques externes et internes qui barrent le torse et dessinent la taille. Tout au fond, enroulés autour du buste comme un corset naturel, viennent les abdominaux si chers aux instructeurs de la méthode Pilates : les transverses. Le problème de la plupart des exercices est qu'en cherchant l'effet planche à repasser, ils négligent les transverses. Du coup, les abdominaux finissent par gonfler pendant l'entraînement, d'autres muscles se substituent et le ventre ne devient jamais plat. Un ventre plat repose sur des fondations solides. Il faut le renforcer de l'intérieur, en partant du centre. Joseph Pilates appelait la région située entre la cage thoracique et les hanches la centrale énergétique. Tous les exercices de la méthode Pilates sans exception utilisent cette centrale énergétique, si bien qu'au cours d'une séance de Pilates, vous pratiquez des centaines d'abdominaux.

enroulements *(débutants)*

Quelques enroulements bien faits valent des centaines d'abdominaux mal faits, comme le confirme le buste long et mince des adeptes de la méthode.

↘ Objectif

Renforcer les muscles abdominaux en les faisant travailler convenablement, le tronc parfaitement dans l'alignement. Avoir enfin le ventre plat.

↘ Position de départ

Allongez-vous en position de relaxation (voir page 23). Croisez les mains derrière la tête, les coudes écartés.

↘ Mouvement

→ Prenez une inspiration ample et profonde pour vous préparer.

→ Expirez, remontez le périnée et rentrez le ventre. Tout en gardant le périnée contracté, détendez le sternum, basculez légèrement le menton vers la poitrine et enroulez le buste jusqu'au sternum.

→ Votre ventre ne doit pas gonfler. Gardez l'avant du bassin ouvert et large et le coccyx bien au sol, en extension. Ne basculez pas le bassin et ne tirez pas sur le cou.

→ Inspirez et déroulez lentement le buste.

→ Le but est de décoller les omoplates du sol, mais seulement si le bassin reste au sol.

→ Répétez l'exercice dix fois.

↘ Précautions

- Essayez de ne pas contracter les hanches.
- Restez en position neutre, le coccyx en extension au sol. L'avant du corps reste en extension. Pour vous aider, imaginez qu'une bande de Scotch est tendue du haut en bas de votre buste et qu'elle ne doit pas plisser.
- Imaginez que la cage thoracique descend dans la taille.

ATTENTION !

Évitez de pratiquer cet exercice si vous avez des problèmes de cou.

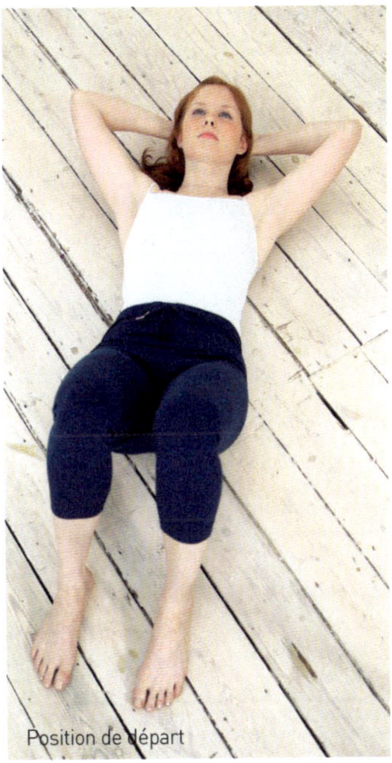

Position de départ

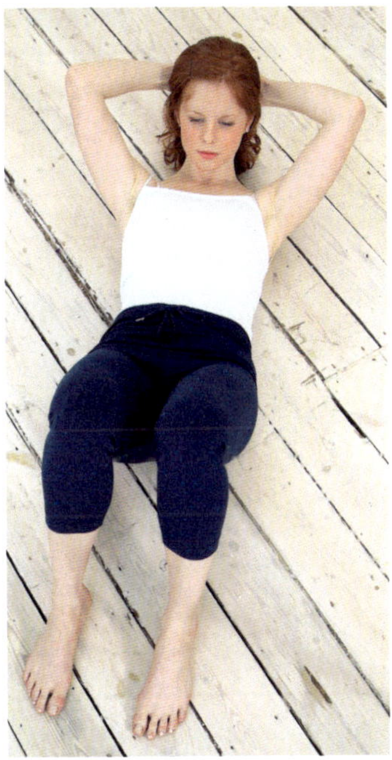

enroulements obliques *(débutants)*

Les obliques sont les muscles qui dessinent les contours de la taille. Si vous voulez avoir une taille de guêpe, faites des exercices qui renforcent ces muscles.

↘ Objectif

Faire travailler les obliques.

↘ Position de départ

Voir l'exercice précédent.

ATTENTION !

Évitez cet exercice si vous avez des problèmes de cou.

↘ Mouvement

- → Prenez une inspiration ample et profonde pour vous préparer.
- → Expirez, remontez le périnée et rentrez le ventre. Le périnée toujours contracté, rapprochez l'épaule gauche du genou droit. Le coude droit reste en arrière. Le ventre est rentré et le bassin stable.
- → Inspirez et redescendez au sol.
- → Répétez l'exercice cinq fois de chaque côté.

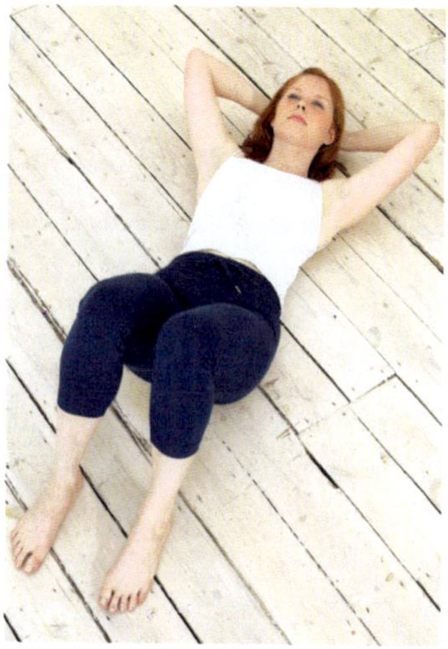

Position de départ

↘ Précautions

- Comme dans l'exercice précédent, veillez à ce que le bassin reste au sol et stable.
- Le buste reste ouvert.
- Le cou est détendu.

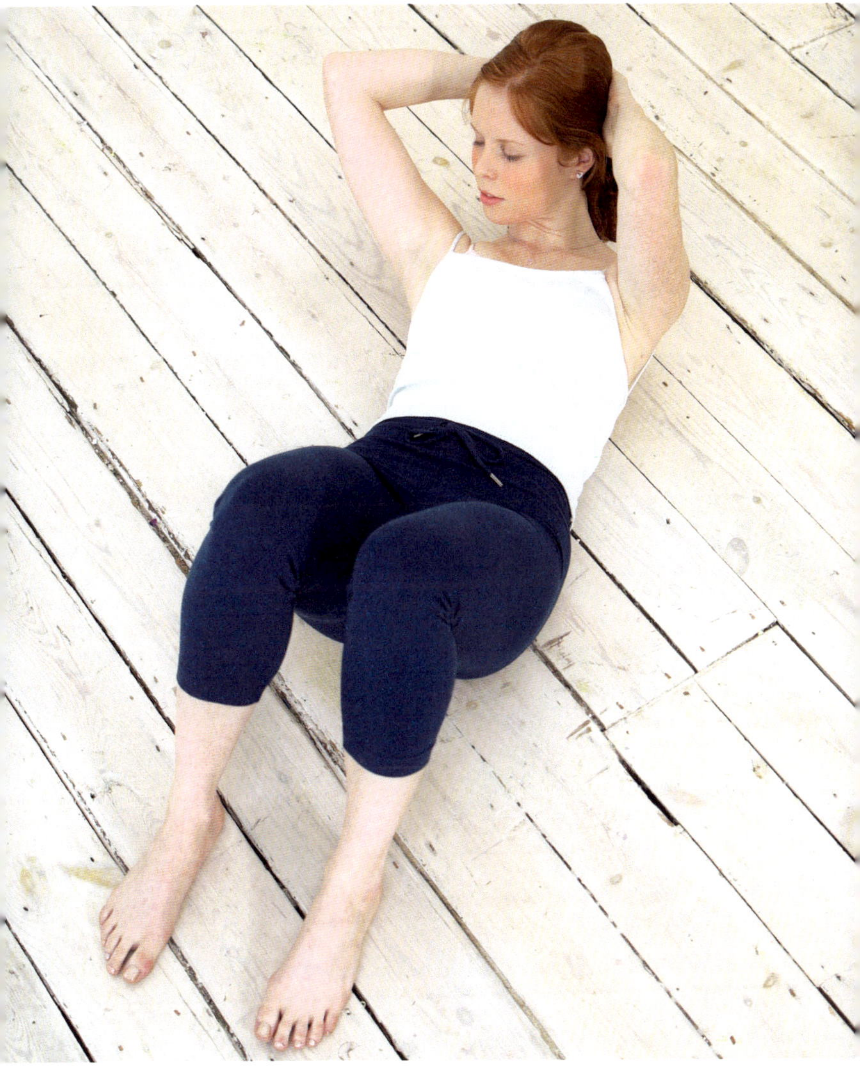

rotation des hanches *(débutants)*

↘ Objectif

Conjuguer rotation de la colonne et stabilité. Faire travailler les obliques (la taille).

↘ Matériel

Une balle de tennis.

↘ Position de départ

Allongez-vous en position de relaxation (voir page 23). Tendez les bras perpendiculairement au corps, les paumes vers le haut. Laissez-vous porter par le sol. Laissez votre corps s'élargir et s'étirer. Joignez les pieds et placez une balle de tennis entre les genoux pour conserver un bon alignement du bassin. Vous devrez faire travailler un peu plus la taille pour rester dans l'axe.

↘ Mouvement

→ Prenez une inspiration ample et profonde pour vous préparer.

→ Expirez, remontez le périnée et rentrez le ventre. Faites rouler la tête d'un côté et les genoux de l'autre. Au début, ne forcez pas, puis allez chaque fois un peu plus loin si vous n'éprouvez aucune gêne. L'épaule opposée doit rester plaquée au sol.

→ Inspirez, le périnée toujours contracté.

→ Expirez et utilisez votre centre fort pour ramener les genoux à la position de départ. Ramenez également la tête au centre.

→ Répétez huit fois le mouvement de chaque côté. Pensez à décoller les deux côtés du dos à tour de rôle, puis à ramener au sol l'arrière de la cage thoracique, la taille, le creux des reins et les fessiers.

↘ Précautions

- Ne cambrez pas le dos.
- Faites travailler vos abdominaux. Ne vous laissez pas entraîner par le poids des jambes.
- Les pieds restent étroitement joints, mais le pied décolle naturellement du sol quand vous roulez sur le côté.

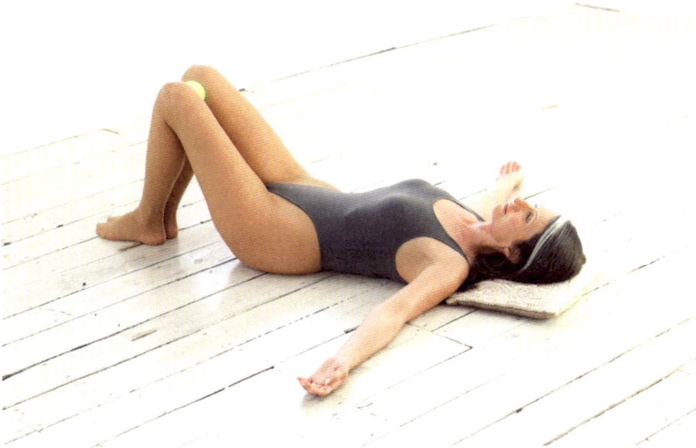

Position de départ

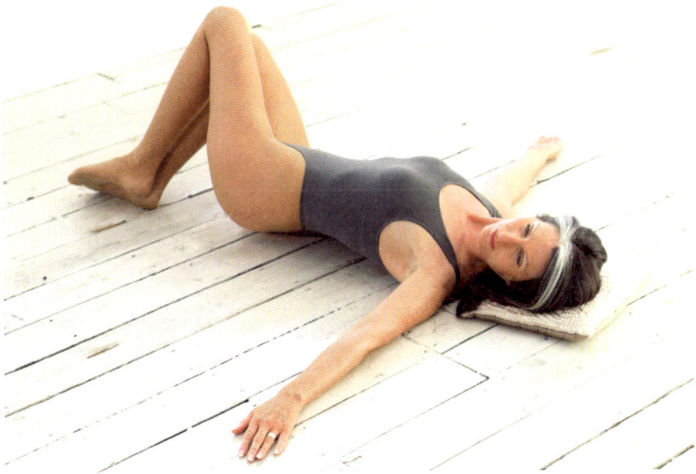

rotation des hanches *(niveau intermédiaire)*

↘ Objectif

Étirer et muscler la taille et renforcer les obliques. Faire pivoter la colonne en toute sécurité. Sentir ses omoplates en utilisant les muscles stabilisateurs. Travailler la coordination.

Nous cherchons ici à conjuguer rotation et stabilité. Concentrez-vous sur trois points :

- utilisez d'un bout à l'autre les abdominaux inférieurs ;
- décollez chaque côté du dos en alternance – les fessiers quittent le sol, puis les hanches, la taille et les côtes. En revenant au centre, reposez chaque partie du dos dans l'ordre inverse – les côtes, la taille, les hanches, puis les fessiers ;
- au moment où vous tournez la paume de la main vers le sol, pensez à descendre l'omoplate dans le dos.

↘ Matériel

Une balle de tennis.

↘ Position de départ

Allongez-vous sur le dos, les bras perpendiculaires au corps, les paumes vers le haut. Remontez le périnée, rentrez le ventre et levez les genoux l'un après l'autre à la verticale des hanches. Placez une balle de tennis entre vos genoux. Vos cuisses doivent former un angle droit avec votre corps, et la pointe des pieds doit être délicatement tendue.

↘ Mouvement

→ Prenez une inspiration ample et profonde pour vous préparer. En expirant, remontez le périnée et rentrez le ventre, puis faites descendre lentement les jambes au sol du côté droit en tournant la tête à gauche et la paume de la main gauche vers le sol. Plaquez l'épaule gauche au sol et gardez les genoux dans l'axe.

→ Inspirez et expirez tout en gardant le périnée contracté et le ventre rentré, et utilisez ce centre fort pour ramener les jambes au centre. Ramenez également la tête au milieu et tournez la paume vers le haut.

→ Inspirez, expirez, puis répétez la torsion de l'autre côté.

→ Répétez le mouvement dix fois de chaque côté.

↘ Précautions

- L'épaule opposée reste fermement plaquée au sol.

- Gardez les genoux dans l'axe. Ne descendez pas trop loin.
- Ne relâchez jamais les abdominaux. Faites comme si le mouvement des jambes partait du ventre.
- C'est un mouvement latéral oblique – ne déviez pas.
- Ne forcez pas sur le cou. Laissez-le rouler confortablement et étirez-le.

ATTENTION !

Demandez conseil à un médecin en cas de problème discal.

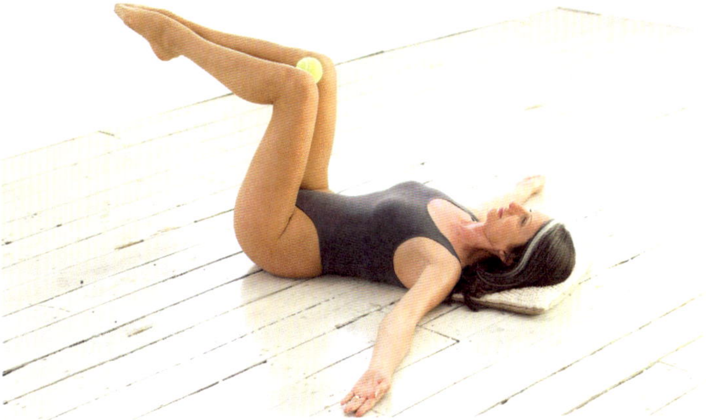

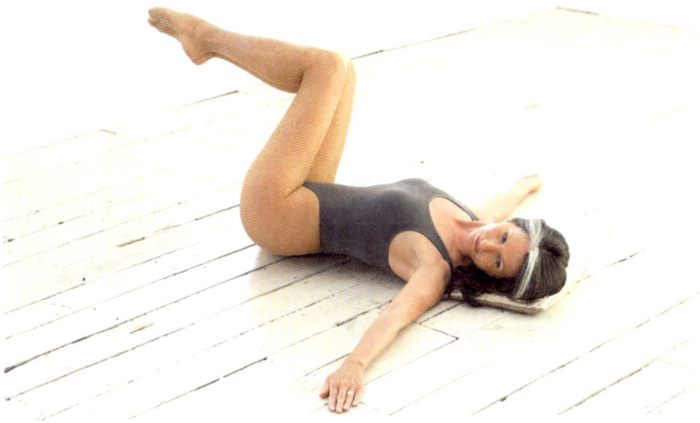

extension d'une jambe – *premier niveau (débutants)*

↘ Objectif

C'est un classique de la méthode Pilates qu'il vaut mieux apprendre étape par étape. Il sollicite à la fois vos abdominaux et votre sens de la coordination. En réalité, il fait appel à chacun des huit principes de la méthode.

↘ Position de départ

Allongez-vous en position de relaxation (voir page 23).

↘ Mouvement

→ Prenez une inspiration ample et profonde pour vous préparer.

→ Expirez, remontez le périnée et rentrez le ventre, puis ramenez les genoux l'un après l'autre sur la poitrine.

→ Inspirez et prenez le genou droit dans les deux mains. Gardez les coudes écartés et le sternum relâché. Les épaules sont basses et le cou détendu.

→ Expirez, remontez le périnée et rentrez le ventre, puis tendez lentement la jambe gauche en l'air. Le dos doit rester ancré dans le sol.

→ Inspirez et repliez le genou. Saisissez l'autre genou et tendez l'autre jambe.

→ Répétez le mouvement dix fois pour chaque jambe. Ne laissez pas tomber la jambe. Gardez le dos plaqué au sol. Quand cet exercice devient facile – et seulement à ce moment-là –, passez à la version plus difficile de la page 108.

↘ Précautions

- Le mouvement doit être doux et fluide.
- Restez en position neutre.
- Plus la jambe tendue descend bas, plus vos abdominaux travaillent. Ne descendez pas trop bas.

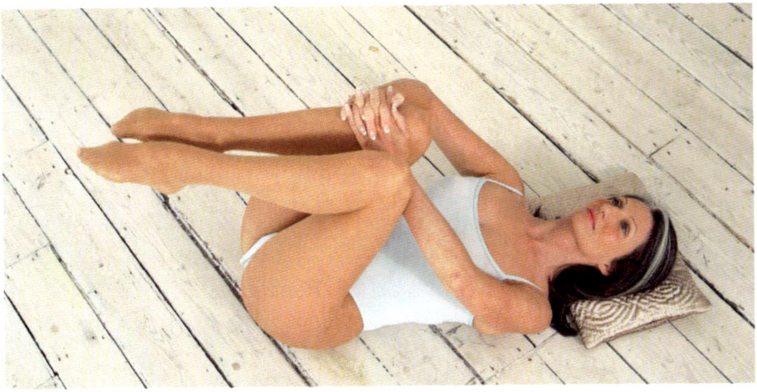

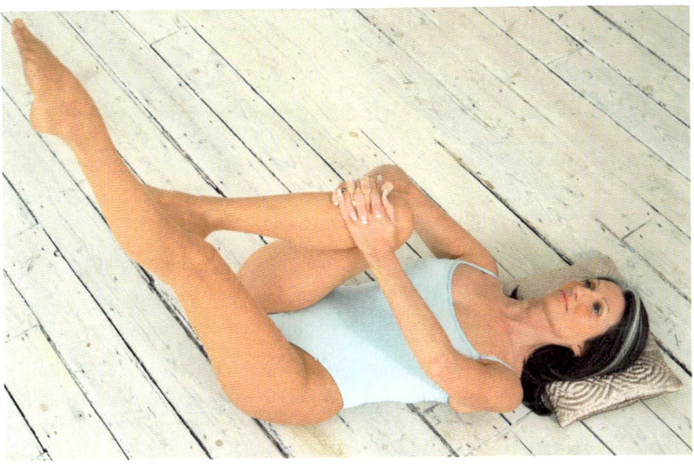

extension d'une jambe – *deuxième niveau (niveau intermédiaire)*

C'est l'exercice idéal pour muscler les abdominaux. Pratiquez d'abord les mouvements des bras avant de tout mettre en place, car l'exercice est assez compliqué.

Mouvement des bras

- Asseyez-vous bien droit par terre, les genoux pliés devant vous.
- Placez la main droite à l'extérieur du mollet droit, la main gauche à l'intérieur du genou droit.
- Changez de main : la main gauche à l'extérieur du mollet gauche, la main droite à l'intérieur du genou gauche. Pensez toujours : extérieur du mollet, intérieur du genou.
- Cette position permet de garder le buste ouvert et détendu et de respirer pleinement.

Position de départ

Allongez-vous en position de relaxation (voir page 23).

Mouvement

- Inspirez pour vous préparer.
- Expirez, remontez le périnée, rentrez le ventre et ramenez les genoux l'un après l'autre sur la poitrine, la pointe des pieds délicatement tendue. Placez les mains à l'extérieur des mollets.
- Inspirez. Vérifiez que les coudes sont ouverts pour permettre à la poitrine de prendre toute son amplitude. Les épaules sont basses.
- Expirez, remontez le périnée et rentrez le ventre, relâchez le sternum et enroulez le buste loin du sol.
- Inspirez et placez la main droite à l'extérieur du genou droit et la main gauche à l'intérieur du genoux droit.
- Expirez et, tout en remontant le périnée et en creusant le ventre, étirez lentement la jambe gauche loin de vous à un angle d'environ 45° du sol. Les orteils sont délicatement tendus.
- Prenez une inspiration ample et profonde au moment de ramener la jambe sur la poitrine.

→ Changez la position des mains : la main gauche à l'extérieur du mollet gauche, la main droite à l'intérieur du genou gauche.

→ Expirez et, tout en gardant le périnée contracté et le ventre rentré, étirez la jambe droite loin de vous, pas trop près du sol.

→ Inspirez en ramenant la jambe.

→ Faites dix extensions de chaque jambe en veillant à conserver en permanence un centre fort, les épaules basses et les coudes écartés.

↘ Précautions

- Gardez le périnée contracté et le ventre rentré de bout en bout et ne cambrez pas le dos. Le bassin reste neutre.
- Gardez le cou détendu, le buste ouvert et les épaules basses.
- Veillez à étirer les deux côtés de la taille et à ne pas contracter un côté.
- Remontez la jambe tendue si vous sentez votre dos se cambrer.

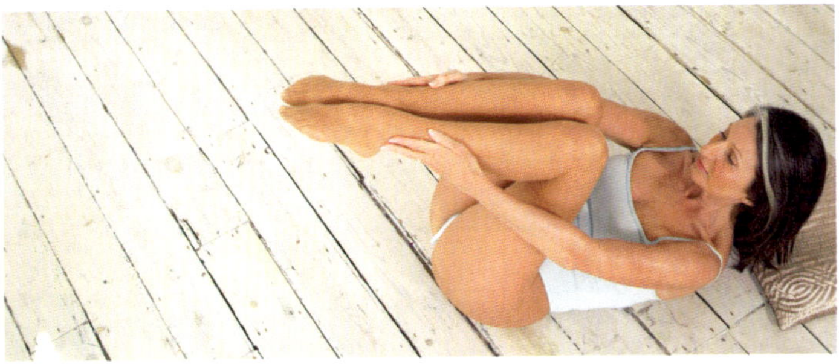

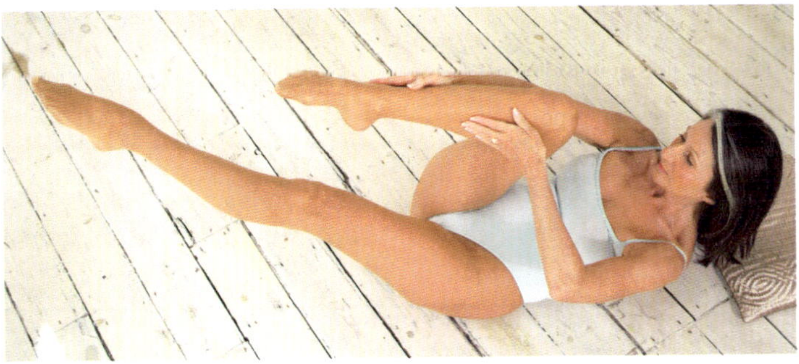

rotation croisée *(niveau avancé)*

C'est un excellent exercice. Vos abdominaux doivent être forts si vous voulez le faire correctement.

↘ Objectif

Muscler les abdominaux – en particulier les obliques – tout en stimulant la coordination et la stabilité posturale.

↘ Position de départ

Allongez-vous sur le dos en position de relaxation (voir page 23). Remontez le périnée, rentrez le ventre et ramenez les genoux l'un après l'autre sur la poitrine. Joignez les orteils, pas les talons, et tendez la pointe des pieds. Croisez les mains derrière la tête et écartez les coudes.

↘ Mouvement

→ Prenez une inspiration ample et profonde.

→ Expirez, remontez le périnée et rentrez le ventre en enroulant le dos. Relâchez le sternum et enroulez l'épaule droite en direction du genou gauche. Gardez le buste ouvert et les coudes dans l'axe. Dans le même temps, tendez la jambe droite à 45° du sol.

→ Expirez tout en gardant le périnée contracté et le ventre rentré, et ramenez la jambe droite sur la poitrine. Enroulez l'épaule gauche vers le genou droit plié tout en tendant la jambe gauche loin de vous.

→ Répétez le mouvement dix fois de chaque côté.

↘ Précautions

- Ne serrez pas les coudes contre les oreilles – au contraire, écartez-les.
- Et, encore une fois, restez neutre.

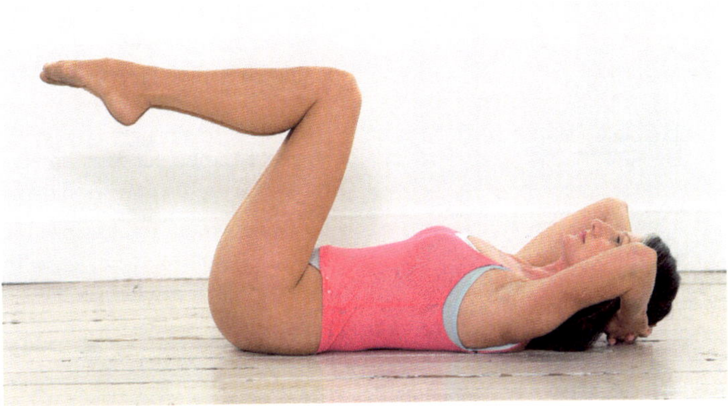

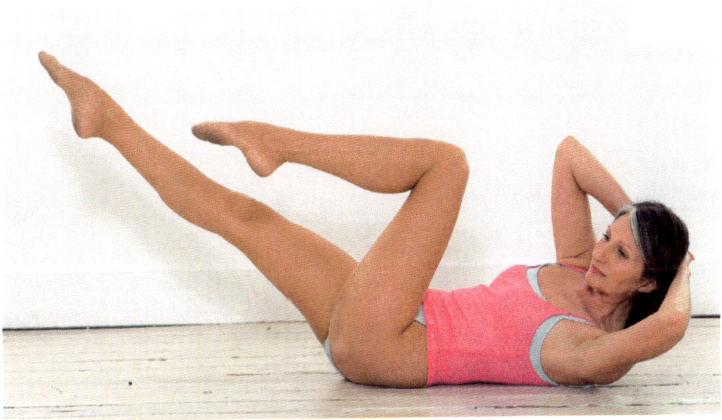

bascule – *premier niveau (niveau intermédiaire)*

Ce formidable exercice se décline en deux niveaux. Il est formidable pour renforcer votre centrale énergétique.

↘ Objectif

Faire travailler les muscles du tronc tout en étirant énergiquement les jambes.

↘ Position de départ

Asseyez-vous sur vos ischions, les genoux pliés devant vous, les pieds à plat au sol. Croisez les mains derrière les cuisses. Maintenant, vous avez le choix entre deux possibilités : préserver la courbure naturelle de la colonne et adopter une courbe en C avec le bas du dos, ou basculer délicatement le bassin vers l'arrière et soutenir la colonne avec vos abdominaux inférieurs. Pensez à ouvrir le bas du dos, sans vous affaisser. Continuez à vous étirer vers le haut. Vous devez décider de la position la plus confortable pour vous. Quel que soit votre choix, vos omoplates restent basses, les coudes écartés et le cou relâché.

↘ Mouvement

→ Prenez une inspiration ample et profonde et étirez la colonne vertébrale.

→ Expirez, remontez le périnée et rentrez le ventre. Le périnée toujours contacté, tendez et étirez lentement une jambe.

→ Inspirez et pliez le genou.

→ Répétez trois fois le mouvement pour chaque jambe.

↘ Précautions

- Quand vous étirez la jambe, n'allez jamais au-delà de ce qui est confortable pour vous. Cet exercice exige de la longueur dans les ischio-jambiers.
- Contractez le périnée !
- Ne cessez pas d'étirer la colonne.

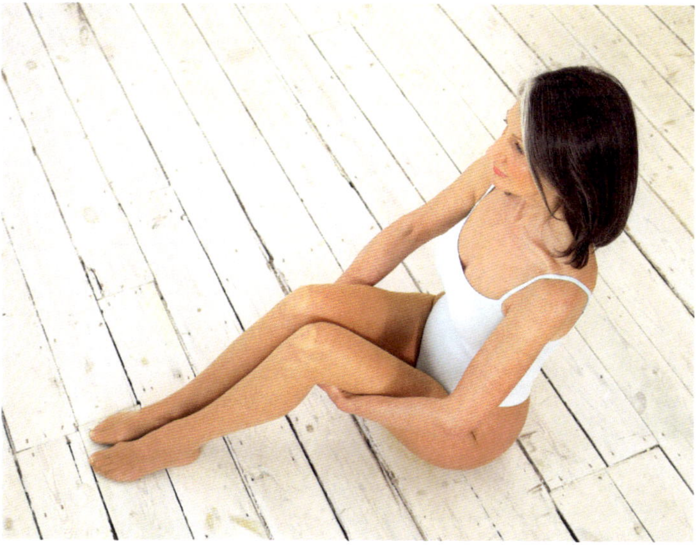

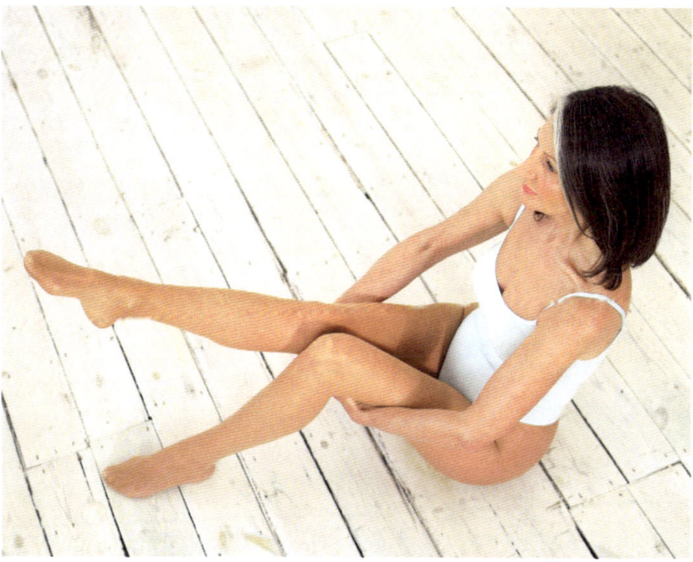

bascule – *deuxième niveau (niveau avancé)*

C'est une version plus difficile de l'exercice précédent.

↘ Position de départ

Allongez-vous en prenant appui sur vos coudes, les doigts pointés vers l'avant, les paumes au sol. Ramenez les genoux sur la poitrine. Puis mettez-vous en équilibre sur les ischions au bas du bassin. Ne vous affaissez pas. Étirez la colonne vertébrale. Les omoplates sont basses. Maintenez l'écart entre les épaules et les oreilles.

↘ Mouvement

→ Prenez une inspiration ample et profonde pour vous préparer.

→ Expirez, remontez le périnée et rentrez le ventre. Tout en gardant le périnée contracté de bout en bout, tendez les deux jambes loin de vous en un geste lent et maîtrisé. Profitez de ce mouvement pour prendre appui sur les mains en tendant les bras en même temps que les jambes. Vous vous trouvez en position de balancier sur les ischions, les jambes tendues à environ 45°, les coudes tendus sans être bloqués. C'est un mouvement de bascule.

→ Inspirez en redescendant sur les coudes et en repliant les genoux.

→ Répétez le mouvement cinq fois.

↘ Précautions

- Contrôlez le mouvement : il doit être souple et fluide.
- Essayez de pousser uniformément sur les deux bras.
- Une fois les jambes tendues, étirez les orteils : les jambes sont très, très longues, et le centre fort. Dans le même temps, étirez le sommet de la tête.

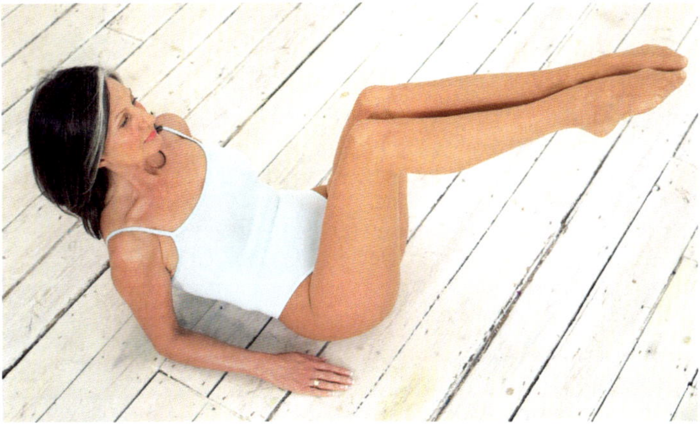

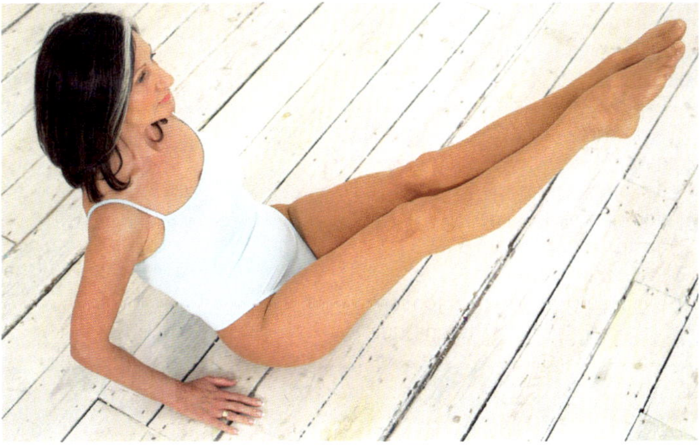

les ciseaux *(débutants)*

C'est un formidable exercice pour le ventre et les jambes

↘ Objectif

Muscler les abdominaux. Apprendre à faire pivoter la jambe depuis l'articulation de la hanche.

↘ Position de départ

Allongez-vous en position de relaxation (voir page 23). Remontez le périnée, rentrez le ventre et ramenez les genoux l'un après l'autre sur la poitrine. Saisissez le genou gauche à deux mains et tenez-le fermement contre vous. Gardez les coudes écartés, le cou détendu et les omoplates basses. Le bassin reste en position neutre tout au long de l'exercice.

↘ Mouvement

→ Prenez une inspiration ample et profonde.

→ Expirez, remontez le périnée et rentrez le ventre. Tout en gardant le périnée contracté, tendez la jambe droite vers le haut.

→ Inspirez et fléchissez le pied droit vers vous.

→ Maintenez la jambe tendue, le pied en flexion.

→ Expirez et redescendez la jambe tendue au sol sans cesser d'étirer le talon. La jambe est en extension.

→ Inspirez quand vous posez le pied au sol, puis expirez en relevant la jambe.

→ Répétez huit fois pour chaque jambe.

↘ Précautions

- Essayez de faire pivoter la jambe depuis l'articulation de la hanche.
- Le bassin reste neutre.
- Gardez les coudes écartés, le sternum relâché et le cou détendu.

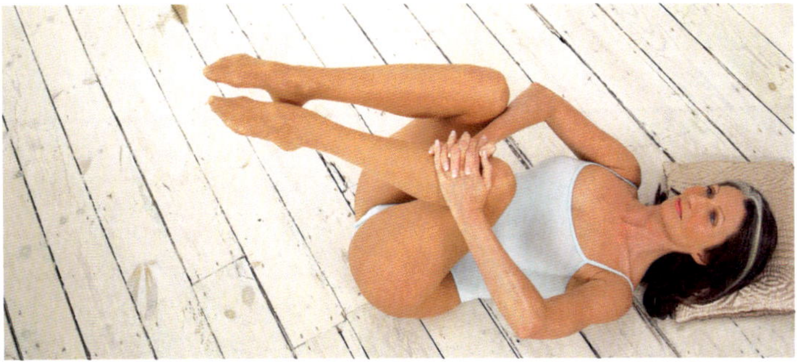

Position de départ

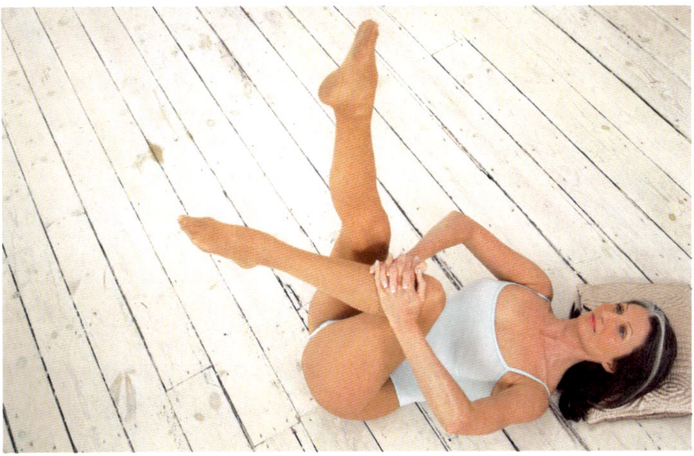

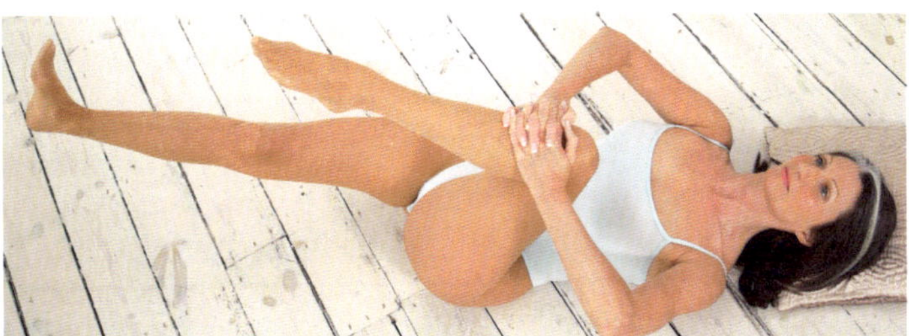

les ciseaux *(niveau intermédiaire)*

↘ Objectif

Renforcer les abdominaux, améliorer la coordination et stimuler la souplesse des ischio-jambiers.

↘ Position de départ

Allongez-vous en position de relaxation (voir page 23). Remontez le périnée et rentrez le ventre, puis ramenez les genoux sur la poitrine. Saisissez la jambe droite derrière la cuisse.

↘ Mouvement

→ Prenez une inspiration ample et profonde pour vous préparer.

→ Expirez, remontez le périnée et rentrez le ventre. Le périnée toujours contracté, enroulez la tête et les épaules et décollez-les du sol. Relâchez le sternum.

→ Inspirez et tendez les deux jambes vers le haut, les pointes de pied délicatement tendues, sans lâcher la jambe droite.

→ Expirez et abaissez la jambe gauche, toujours tendue, en vous arrêtant juste au-dessus du sol.

→ Inspirez et relevez la jambe, aussi droite que possible.

→ Expirez et changez de bras et de jambe. Cette fois-ci, descendez la jambe droite.

→ Répétez dix fois le mouvement de chaque côté.

↘ Précautions

- Gardez le périnée contracté et le ventre rentré de bout en bout, le bassin en position neutre et le coccyx en extension. Pour cet exercice, vous devez avoir des abdominaux très forts.
- Le buste reste souple et ouvert, et les omoplates basses.
- Les jambes doivent rester tendues au maximum. Elles sont très, très longues.
- Les mouvements sont souples, fluides et maîtrisés.

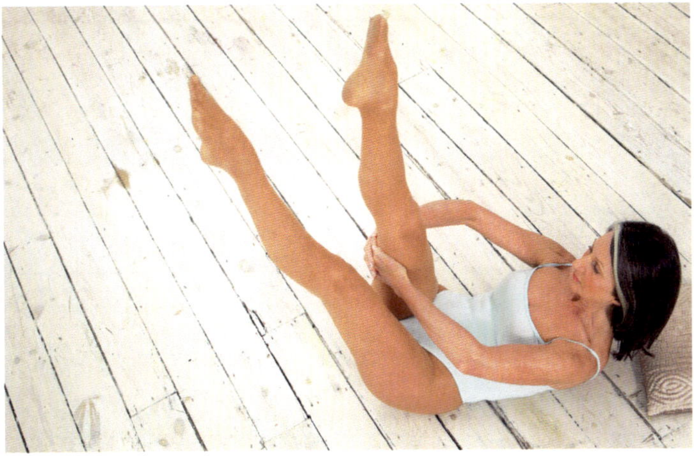

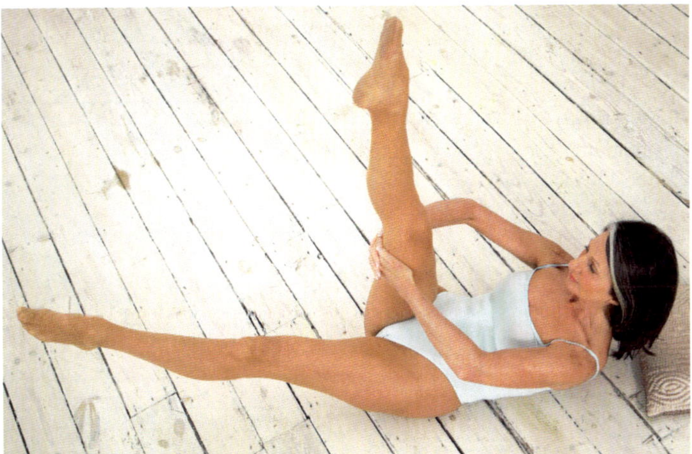

la torpille *(niveau intermédiaire)*

↘ Objectif

Faire travailler les obliques et tester votre stabilité posturale, votre équilibre et votre alignement. Cet exercice est excellent pour affiner la taille.

↘ Position de départ

Allongez-vous bien droit sur le côté – épaule sur épaule, hanche sur hanche, les jambes tendues dans l'axe du corps. Tendez le bras du dessous au-dessus de la tête, dans l'axe du torse. Posez la tête sur le bras tendu. Prenez appui sur le bras du dessus, la main posée parallèlement à la poitrine, l'omoplate basse, le coude ouvert.

↘ Mouvement

1. Expirez, remontez le périnée et rentrez le ventre.

2. Inspirez et continuez à contracter le périnée pendant que vous décollez les deux jambes du sol.

3. Expirez et levez un peu plus la jambe du dessus. Visualisez votre corps de la tête aux pieds. Vous le sentez long et fort.

4. Inspirez, ramenez la jambe du dessus sur la jambe du dessous.

5. Expirez et ramenez délicatement les deux jambes au sol.

6. Répétez le mouvement cinq fois de chaque côté.

↘ Précautions

• Essayez de ne pas utiliser le bras d'appui pour vous soulever.

• Veillez à ce que le bassin et la colonne restent neutres. Ne cambrez pas le dos.

• Le coude du bras d'appui reste ouvert et l'omoplate basse.

• Sentez tout votre corps s'allonger. La taille est en extension.

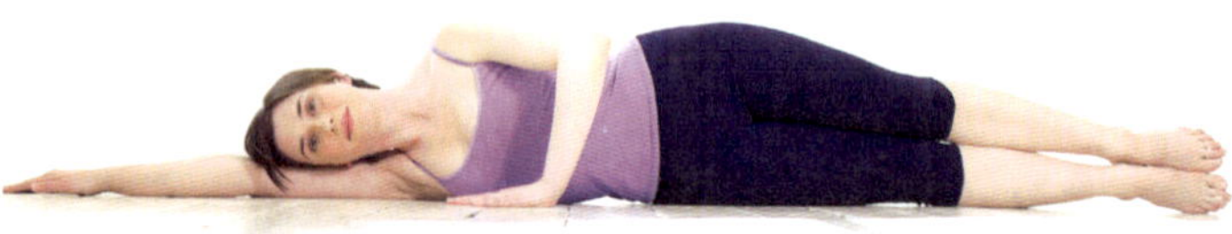

Position de départ

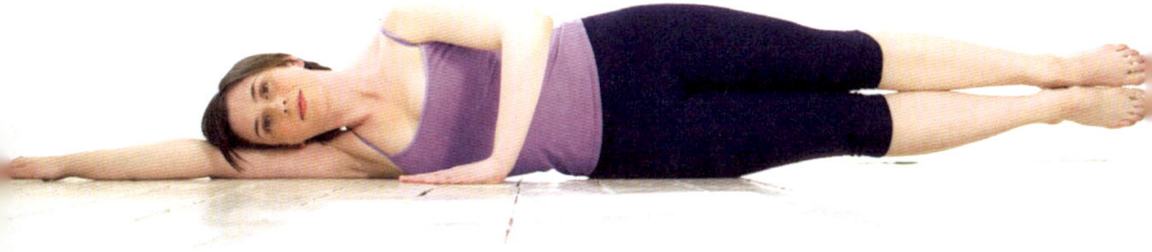

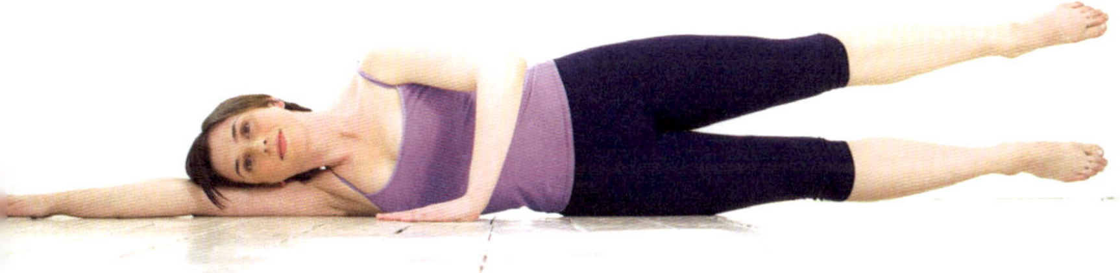

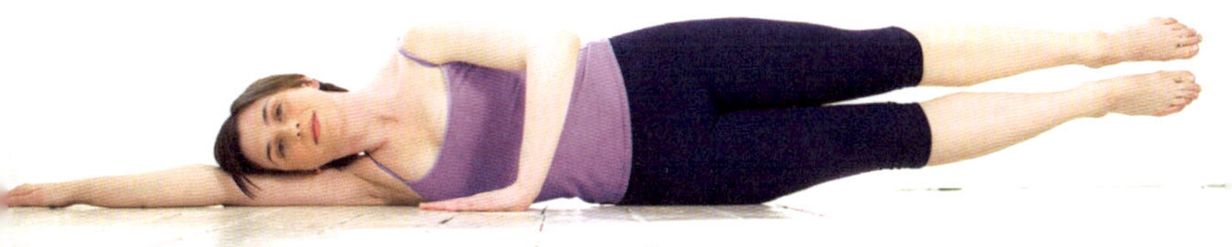

traction de la jambe *(niveau avancé)*

Voici un exercice difficile qui nécessite un buste fort et une bonne force centrale.

↘ Objectif

Cet exercice est un véritable défi pour votre centrale énergétique et stimule tout votre corps.

↘ Position de départ

Installez-vous en position classique pour faire des pompes, en veillant à allonger le corps et à descendre les omoplates dans le dos. Les doigts de la main sont pointés vers l'avant, les coudes sont tendus sans être bloqués, la tête est dans l'alignement du corps et les jambes sont écartées de la largeur des hanches. Vous devez avoir l'impression que votre corps est tiré dans les deux directions.

↘ Mouvement

→ Inspirez pour vous préparer.

→ Expirez, remontez le périnée et rentrez le ventre. Le périnée toujours contracté, fléchissez les talons. Imaginez que votre corps est une planche de bois.

→ Inspirez en levant une jambe (en gardant le pied en flexion) sans bouger les hanches ni cambrer le dos. Continuez à étirer le sommet de la tête loin de vous et à garder le dos plat.

→ Expirez en ramenant la jambe au sol sans cesser d'étirer le talon.

→ Répétez cinq fois le mouvement de chaque côté.

↘ Précautions

- Les omoplates restent basses.
- Gardez la nuque étirée et détendue.
- Ne vous affaissez pas en votre centre.

ATTENTION !

Évitez cet exercice si vous souffrez de problèmes à l'épaule.

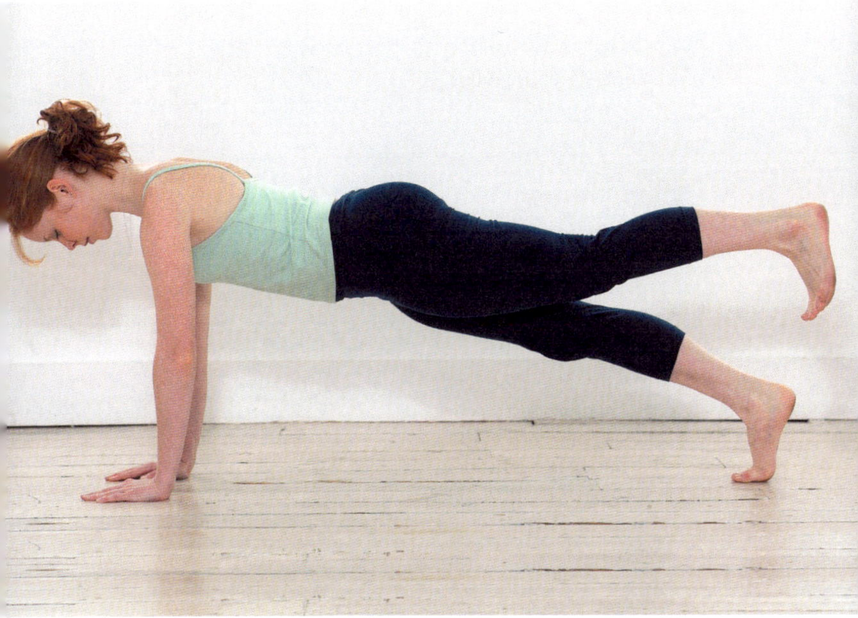

les fessiers

Secrètes et cachées, les fesses sont la région du corps qui réclame le plus d'attention, mais qui en reçoit généralement le moins. Elles jouent pourtant un rôle clé dans l'équilibre et l'harmonie de la silhouette.
Nous passons le plus clair de notre temps assis dessus, soit au bureau, soit à la maison. Notre style de vie ne fait qu'encourager la mauvaise circulation et les dépôts adipeux. Une alimentation saine joue un rôle clé dans la lutte contre les graisses.
Si vous y ajoutez certains exercices de la méthode Pilates et quelques soins de beauté simples, vos fessiers seront fermes et votre peau sera douce.

exercices pour les fessiers

Vous avez trois muscles fessiers : le grand fessier, le moyen fessier et le petit fessier. Le grand fessier est le plus grand muscle du corps – et souvent le moins tonique. Rester assis dessus toute la journée n'aide en rien. Préférez l'escalier à l'ascenseur, marchez au lieu de prendre la voiture, et vous verrez rapidement la différence. Mais si vous voulez réellement le raffermir, vous devez faire régulièrement des exercices qui isolent les fessiers.

l'huître *(débutants)*

Voici un exercice qui vous aidera à localiser vos fessiers profonds. Il cible le moyen fessier, qui joue un rôle crucial dans la stabilisation du bassin. Voilà la raison médicale qui doit vous inciter à pratiquer cet exercice – la raison esthétique étant qu'il raffermit les fesses !

↘ Objectif

Muscler le moyen fessier. Cet exercice est également excellent si vous avez des problèmes de genou, car il permet de corriger les déséquilibres musculaires qui en sont parfois à l'origine.

↘ Matériel

Un coussin plat (facultatif).

↘ Position de départ

Allongez-vous bien droit sur le côté. Tendez le bras du dessous au-dessus de la tête dans l'axe de votre corps et placez un coussin plat entre l'oreille et le cou pour que la nuque soit dans l'alignement de la colonne. Pliez les genoux, les pieds dans l'axe des fessiers.

↘ Mouvement

- → Prenez une inspiration ample et profonde pour vous préparer.
- → Expirez, remontez le périnée et rentrez le ventre. Le périnée toujours contracté, faites pivoter la jambe du dessus en ouvrant le genou. Veillez à ce que le bassin et la colonne restent neutres pendant le mouvement, et continuez à étirer tout le corps. Les pieds restent joints au sol. Le mouvement part des fessiers.

→ Inspirez et maintenez la position.

→ Expirez et reposez le genou.

→ Répétez le mouvement jusqu'à dix fois de chaque côté.

↘ Précautions

- Essayez d'imaginer que vous faites pivoter le fémur dans le creux de la hanche. Le mouvement est assez subtil mais très puissant.
- Ne laissez pas la taille s'affaisser au sol. Elle doit rester étirée.
- Ne laissez pas le bassin rouler vers l'arrière, ni le buste tomber en avant.
- Le bassin doit toujours rester neutre.

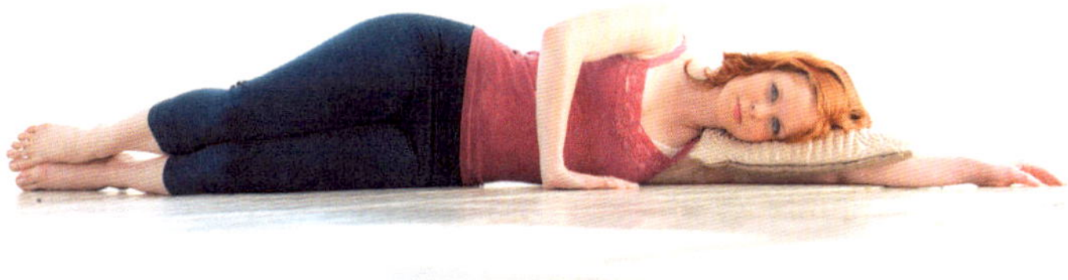

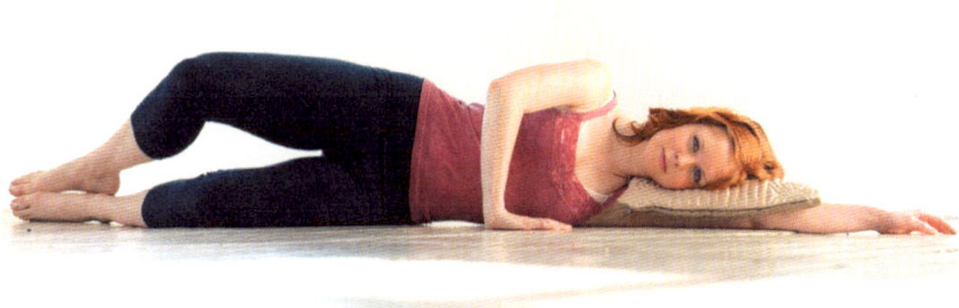

marche des fessiers *(débutants)*

D'après la légende, Grace Kelly pratiquait cet exercice pour garder les fesses fermes. Nous n'irons pas jusqu'à dire que c'est grâce à lui que cette légende de Hollywood a épousé un prince ! En tout cas, Grace a longtemps gardé sa silhouette de jeune fille. Cet exercice, formidablement efficace, n'est pas propre à la méthode Pilates.

↘ Objectif

Renforcer les muscles fessiers et combattre la cellulite. Hélas, mieux vaut le pratiquer sur une surface dure.

↘ Position de départ

Asseyez-vous bien droite sur vos ischions, les jambes tendues devant vous. Croisez les bras sur la poitrine, les mains délicatement posées sur l'épaule opposée.

↘ Mouvement

→ Prenez une inspiration ample et profonde et étirez la colonne.

→ Expirez, remontez le périnée et rentrez le ventre. Le périnée toujours contracté, respirez normalement en glissant sur le sol en avant puis en arrière.

→ Répétez autant de fois que vous le pouvez !

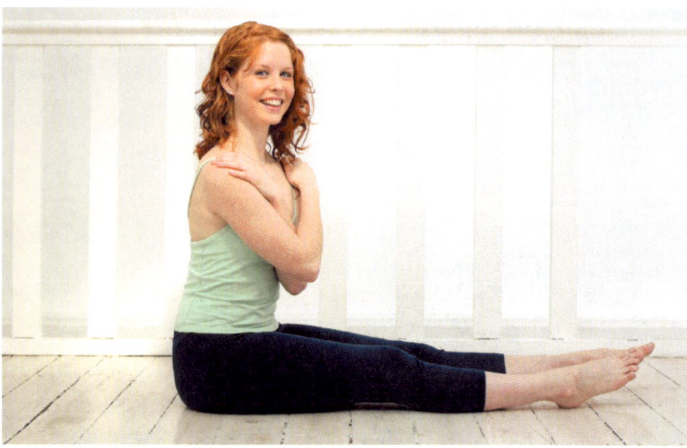

↘ Précautions

- Essayez d'éviter les moquettes (brûlures), les tapis de coco (éraflures) et les vieux parquets (échardes).
- Gardez le dos bien droit en glissant.

✱ MASSAGE ANTI-CELLULITE

Les progrès des crèmes anti-cellulite ont été rapides. À l'aube du nouveau millénaire, les fabricants ont fini par admettre que pour éliminer les rondeurs, il ne suffisait pas d'appliquer un produit qui s'attaquait essentiellement à l'épiderme – la couche la plus superficielle de la peau. Les formules modernes, rebaptisées « traitements raffermissants », proposent une approche plus globale et des objectifs plus réalistes. Les notices qui accompagnent les produits les plus connus expliquent désormais qu'un exercice régulier et une alimentation saine et équilibrée sont essentiels pour affiner la silhouette.

Les gels, lotions et autres crèmes raffermissants peuvent améliorer la texture et l'élasticité de la peau et contribuer à bloquer la capacité des cellules du corps à stocker la graisse. Mais le massage accroît considérablement leur efficacité. Il favorise la lutte contre la rétention d'eau et l'élimination des toxines, et garantit aussi une meilleure pénétration du produit, qui atteint ainsi sa cible plus rapidement. Appliquez votre produit raffermissant sur les fessiers, les cuisses et le ventre après un bain ou une douche chaude, puis utilisez quelques techniques de massage drainant pour accélérer le processus.

Pincer : pincez vigoureusement les parties charnues de la jambe entre le pouce et l'index à partir du dessus du genou. Traitez l'avant de chaque jambe, puis l'extérieur, l'intérieur, et enfin, remontez jusqu'aux fessiers et terminez par le creux des reins.

Pétrir : fermez le poing et pétrissez les mêmes zones en tournant les jointures de la main en même temps que vous les enfoncez dans la peau.

Lisser : lissez fermement la peau cinq ou six fois en effectuant des mouvements vifs de la paume des mains vers le haut.

Pour en savoir plus sur les moyens de lutter contre la cellulite, rendez-vous page 158.

flexion d'une jambe à la barre *(débutants)*

Ne vous laissez pas impressionner par le nom interminable de cet exercice qui est vraiment efficace.

Les exercices pratiqués à la barre sont un formidable entraînement pour les jambes et les fessiers et sont la preuve qu'il est inutile d'avoir un matériel coûteux et sophistiqué pour obtenir rapidement de réels résultats.

↘ Objectif

Renforcer les muscles des jambes, des cuisses, des mollets et des fessiers. Acquérir un bon alignement des jambes et une bonne stabilité pelvienne.

Il faut également faire très attention au bassin, qui doit rester neutre au moment où vous pliez le genou.

↘ Position de départ

Tenez-vous debout, le côté droit contre un mur ou une chaise, en pensant à étirer la colonne vertébrale. Pliez la jambe droite, les genoux parfaitement face à l'avant, le pied juste derrière le genou. Tenez-vous au mur ou à la chaise.

↘ Mouvement

- → Inspirez et étirez la colonne.
- → Expirez, remontez le périnée, rentrez le ventre et mettez-vous sur la pointe des pieds.
- → Inspirez.
- → Expirez tout en gardant le périnée contracté et le ventre rentré, et ramenez lentement le talon gauche au sol. Visualisez le talon qui s'éloigne du sommet de la tête. Et imaginez que la tête reste suspendue en l'air.
- → Prenez une inspiration ample et profonde.
- → Expirez tout en gardant le périnée contracté et le ventre rentré, et pliez le genou gauche en plaçant la rotule juste au-dessus du milieu du pied. Veillez à ne pas descendre trop bas, restez étiré vers le haut, le bassin en position neutre.
- → Inspirez et tendez la jambe en essayant en même temps de tirer les muscles des cuisses vers le haut.
- → Répétez cinq fois de chaque côté. Pliez toujours la jambe située du côté du mur. Ne pointez pas les fessiers et ne basculez pas le bassin. Restez bien droit.

↘ Précautions

- Assurez-vous que le genou s'arrête juste au-dessus du milieu du pied.
- Ne laissez ni le pied ni la cheville rouler vers l'intérieur quand vous pliez le genou.
- Le bassin doit rester neutre et la taille est étirée des deux côtés.

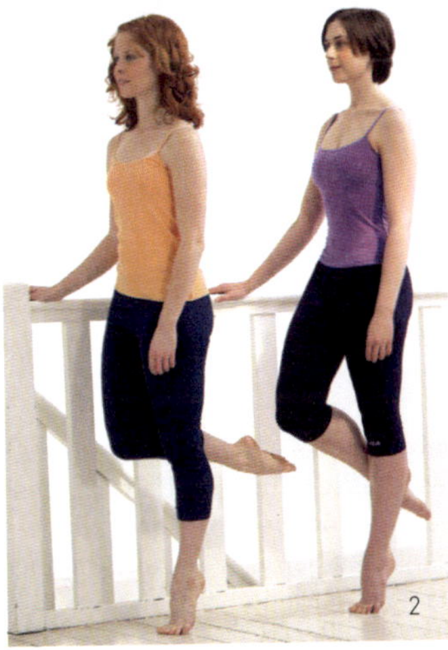

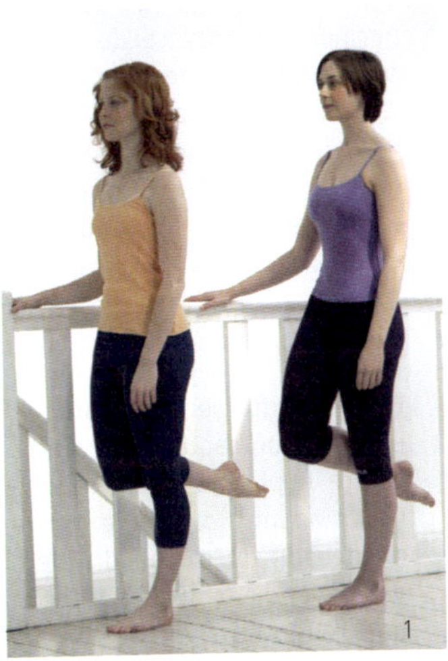

Position de départ

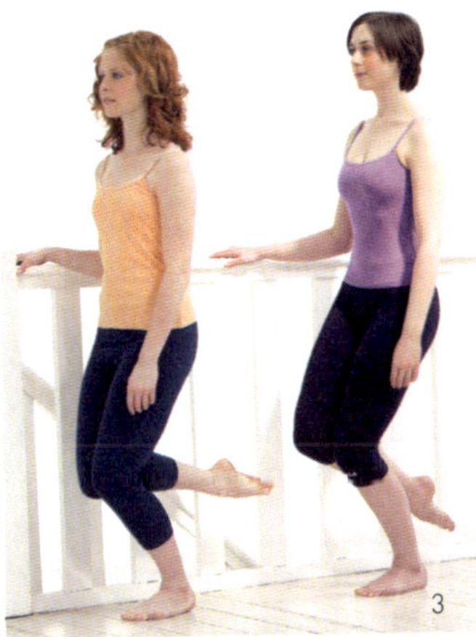

extension d'une jambe en position latérale *(niveau intermédiaire)*

Appréciez l'impact de cet exercice sur vos fessiers – il les raffermit vraiment. Commencez par le pratiquer sans poids, puis augmentez très progressivement les charges – jusqu'à 1 kg de chaque côté.

↘ Objectif

Muscler les jambes et les fessiers tout en conservant un centre stable.

↘ Matériel

- Des poids pour les chevilles (facultatif).
- Un coussin plat (facultatif).

↘ Position de départ

Allongez-vous bien droit sur le côté en respectant la courbure naturelle du dos et en gardant le bassin neutre. Positionnez hanche sur hanche, épaule sur épaule. Tendez le bras du dessous au-dessus de vous dans l'alignement de votre corps. Au besoin, placez un coussin plat entre le bras et la tête pour maintenir le cou dans l'axe. Pliez la jambe du dessous à un peu moins de 90° du corps, le genou lui aussi à 90°. Ramenez le bras du dessus devant vous dans l'alignement des épaules. Ce bras vous aidera à stabiliser le buste pendant le mouvement. Veillez à ce que l'omoplate reste basse et à ce qu'aucune tension ne s'installe.

↘ Mouvement

→ Prenez une inspiration ample et profonde pour vous préparer et étirez la colonne vertébrale.

→ Expirez, remontez le périnée et rentrez le ventre. Le périnée toujours contracté, tendez la jambe du dessus dans l'axe de votre corps, à la hauteur de votre hanche du dessus.

→ Inspirez et tendez la pointe du pied. Pliez la jambe, ramenez le genou vers vous, toujours à la hauteur de votre hanche.

→ Expirez et fléchissez la pointe des pieds vers vous. Poussez la jambe loin de vous, à hauteur de votre hanche et dans l'axe de votre corps. Conservez un bon alignement de tout le corps.

→ Inspirez, pointez le pied et pliez la jambe.

→ Répétez le mouvement jusqu'à dix fois de chaque côté.

↘ Précautions

- Ne cessez jamais d'étirer et de soulever la taille – elle ne doit pas s'affaisser.
- Vérifiez que la jambe n'est ni trop haute, ni trop basse – elle doit être dans l'alignement de la hanche du dessus.
- Le périnée reste contracté de bout en bout.
- Si vous n'utilisez pas de poids, imaginez que vous poussez la jambe à travers une épaisse mélasse (l'effort sera plus intense).

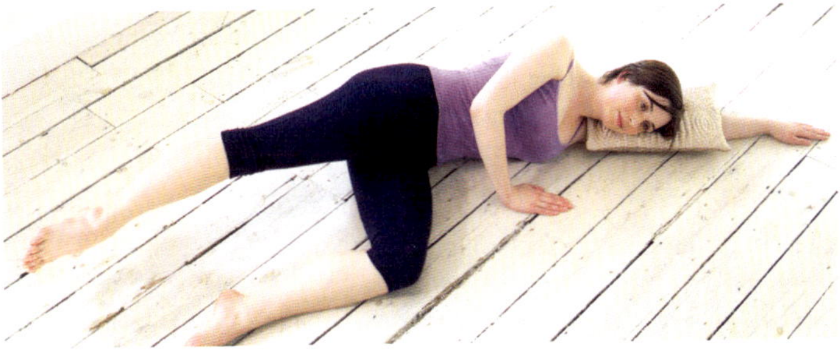

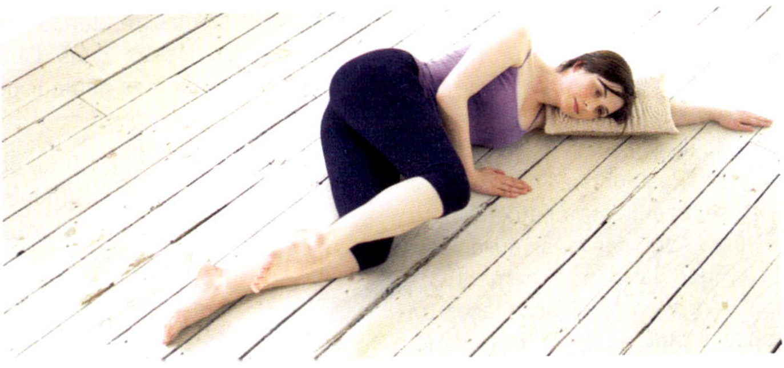

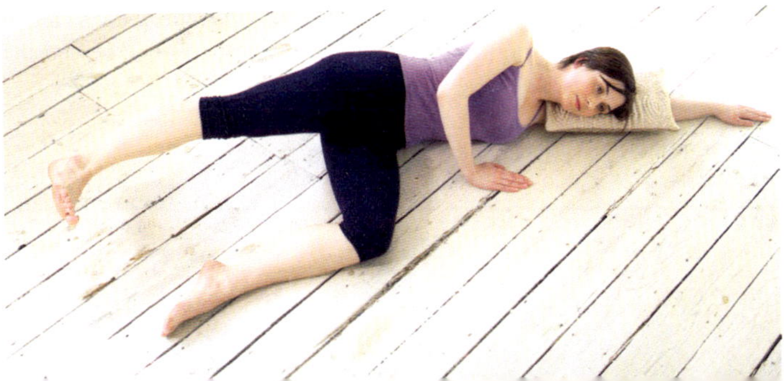

le pont *(niveau intermédiaire)*

Cet exercice se décline en deux niveaux qui exigent tous deux une bonne force centrale. Le travail se sent dans la fesse d'appui.

↘ Objectif

Acquérir une bonne stabilité lombaire et pelvienne et muscler les fessiers.

↘ Position de départ

Allongez-vous en position de relaxation (voir page 23), les pieds et les genoux joints cette fois-ci.

↘ Mouvement

→ Prenez une inspiration ample et profonde pour vous préparer.

→ Expirez, remontez le périnée, rentrez le ventre et décollez lentement le bas du corps du sol. Vérifiez que le dos n'est pas cambré et qu'il conserve sa courbure naturelle. Placez les mains sur le bassin – pour vérifier qu'il ne bouge pas quand les jambes sont en mouvement.

→ À l'expiration suivante, tout en gardant le périnée contracté et le ventre rentré, tendez une jambe en gardant les genoux serrés pour dessiner une ligne droite. Le bassin doit rester absolument immobile et ne pas basculer ni d'un côté ni de l'autre. Pensez à étirer les deux côtés de la taille.

→ Inspirez, pliez la jambe et reposez le pied au sol.

→ Entraînez-vous à répéter l'exercice cinq fois pour chaque jambe avant de reposer le dos au sol.

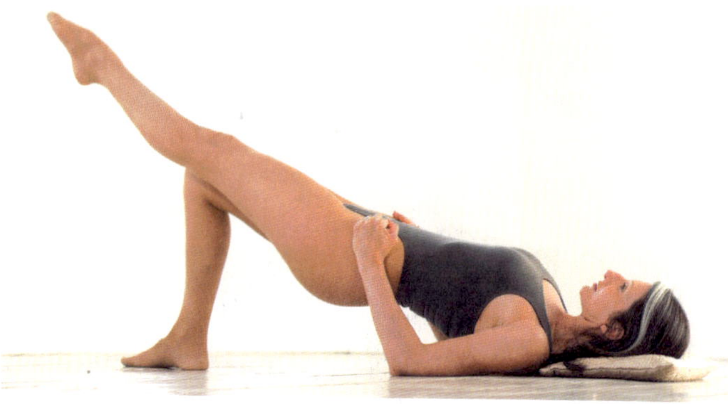

↘ Précautions

- En cas de déséquilibre musculaire dans le torse, un côté a tendance à dominer. Au moment de soulever et d'abaisser la colonne, pensez à un avion qui décolle et qui atterrit en plein sur la bande centrale de la piste. Méfiez-vous des vents de travers !
- Quand vous tendez la jambe, vérifiez constamment que votre bassin reste neutre et ne bascule pas.
- Utilisez vos mains pour surveiller les mouvements du bassin. Elles vous aideront également à vous stabiliser.

Une fois que vous maîtrisez le premier stade, vous pouvez passer à un stade plus avancé.

→ suite...

↘ Mouvement

→ Répétez les étapes 1 à 3 du précédent mouvement, les bras au sol le long du corps cette fois-ci. Prenez une inspiration, le périnée toujours contracté. À l'expiration, levez la jambe tendue vers le plafond en maintenant le bassin immobile et neutre.

→ Inspirez et pliez la jambe sur la poitrine, puis expirez en la ramenant en position initiale.

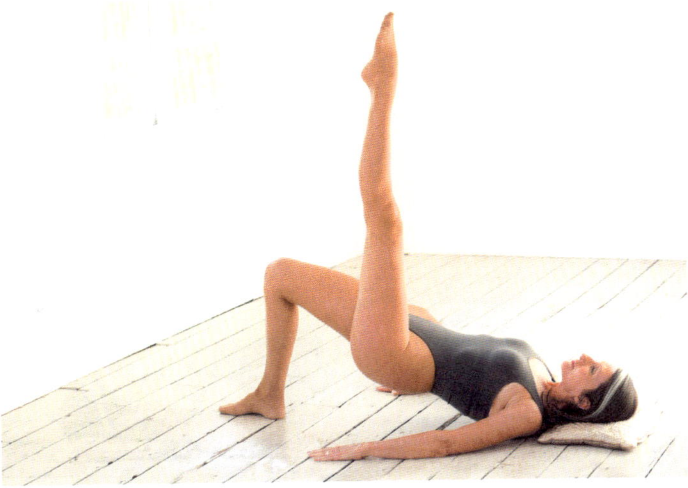

les jambes et les cuisses

Les femmes sont rarement satisfaites de l'apparence de leurs jambes. Pour la plupart, elles rêvent d'avoir des jambes fines et lisses. La beauté des jambes révèle également l'harmonie du corps entier et sa santé. Que vous préfériez avoir les mollets sculptés ou les cuisses fermes, vous trouverez toujours un exercice Pilates à la mesure de votre objectif. Associés à des soins de beauté pour combattre les lourdeurs et la pilosité, ces exercices exauceront tous vos vœux. Nous ne disons pas que vous obtiendrez des jambes de danseuses, celles-ci s'entraînent plusieurs heures par jour, mais vous tirerez le meilleur parti de ce que la nature vous a donné.

exercices pour les jambes

Hélas, aucun exercice ne rendra vos jambes plus longues qu'elles ne le sont. En revanche, vous pouvez les façonner : vous pouvez développer vos mollets pour que vos chevilles paraissent plus fines ; vous pouvez raffermir vos cuisses, à l'intérieur comme à l'extérieur ; et vous pouvez vous occuper des muscles autour du genou. Mais vous devez toujours penser à garder un bon équilibre musculaire. Il n'est pas bon d'avoir des cuisses très musclées devant si elles ne le sont pas assez derrière. Il faut aussi veiller à la souplesse musculaire. Si vos ischio-jambiers sont raides, ils pousseront le bassin vers l'arrière, affectant ainsi la courbure naturelle de la colonne. Si les fléchisseurs des hanches sont raides, en particulier le droit antérieur (l'un des quadriceps), le bassin basculera vers l'avant et accentuera ainsi la courbure de la colonne, ce qui risque de provoquer des tensions dans la région lombaire. Parfois, la faiblesse de l'intérieur et de l'extérieur des cuisses est liée à un déséquilibre musculaire et à un mauvais alignement de l'articulation de la hanche.

Le secret de la beauté des jambes repose sur un parfait équilibre de tous les groupes musculaires et un bon alignement des pieds, des genoux et des hanches. D'où l'intérêt de la méthode Pilates. En vous rappelant constamment de positionner soigneusement vos pieds, vos genoux et vos hanches au cours des exercices, nous procédons à un subtil réalignement de vos jambes. Revoyez, page 14, les conseils intitulés « Comment bien se tenir debout ». Chaque fois que l'on vous demande de plier les genoux, le genou doit se placer à la verticale du deuxième orteil, comme dans l'exercice à la barre de la page 141. Ce souci du détail permet d'être sûr que les jambes travaillent de manière équilibrée. Leur silhouette n'en sera que plus belle. Nous ne vous promettons pas des jambes de danseuse étoile, mais vous proposons d'exploiter au maximum votre potentiel.

musculation/extension des ischio-jambiers *(débutants)*

Avec cet exercice, vous commencez par faire travailler les ischio-jambiers (situés derrière la cuisse), puis vous les étirez.

↘ Objectif

Étirer et muscler les ischio-jambiers.

↘ Matériel

- Une serviette (facultatif).
- Un coussin plat et ferme (facultatif).

↘ Position de départ

Allongez-vous en position de relaxation (voir page 23). Vérifiez que votre bassin est neutre – et qu'il le reste. Ramenez un genou sur la poitrine et croisez les mains derrière la cuisse. Si la position est inconfortable, passez une serviette derrière la cuisse et tenez-la, les paumes tournées vers vous.

↘ Mouvement

→ Prenez une inspiration ample et profonde pour vous préparer.

→ Expirez, remontez le périnée et rentrez le ventre. Le périnée toujours contracté, tirez lentement sur les mains ou sur la serviette. Inspirez normalement en comptant jusqu'à six. Assurez-vous que le dos ne cambre pas. Le buste doit rester détendu et ouvert.

→ Au bout de six secondes, inspirez puis expirez en tendant lentement la jambe en l'air. Le coccyx reste collé au sol. Essayez de relâcher les muscles autour de l'avant de la hanche.

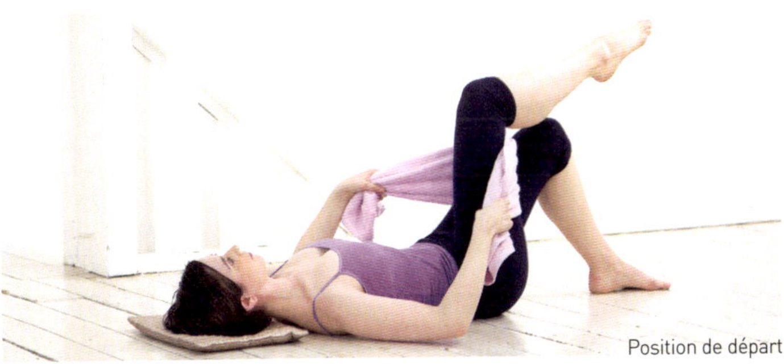

Position de départ

→ Inspirez normalement et maintenez l'étirement en comptant jusqu'à vingt ou jusqu'à ce que vous sentiez le muscle se détendre.

→ Relâchez la jambe en la pliant délicatement.

→ Répétez le mouvement deux fois pour chaque jambe.

↘ Précautions

- Ne faites pas pivoter le bassin quand vous tendez la jambe. Pour vous aider, rentrez le nombril en direction de la colonne.
- Gardez le coccyx au sol quand vous étirez la jambe.
- Vérifiez la position du cou. Quand on étire les ischio-jambiers, il est fréquent que le cou se rétracte et bascule vers l'arrière. Si c'est le cas, placez un petit coussin plat et ferme sous la tête pour étirer la nuque. Pensez à décontracter le cou et le sternum et à écarter les coudes.
- Ne forcez pas – étirez délicatement la jambe sans vouloir vous surpasser.
- Continuez à respirer tout en tirant sur les mains ou la serviette.

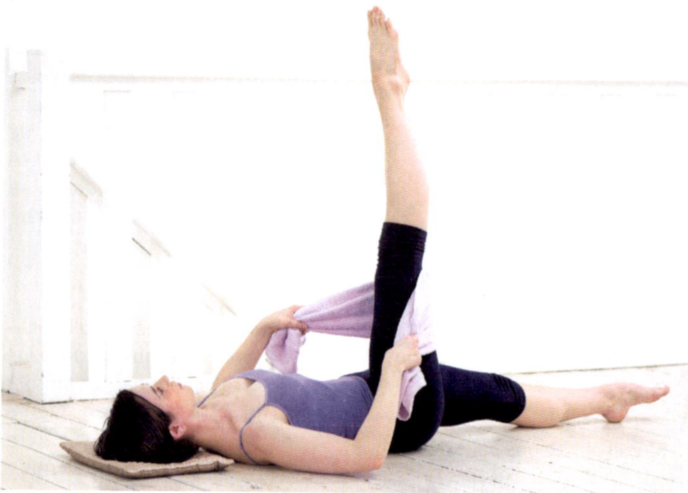

flexion et extension à la barre *(débutants)*

Dans cet exercice, vous devez plier correctement les jambes pour que les genoux soient à la verticale des pieds et centrés sur le deuxième orteil, et permettre ainsi aux cuisses de travailler correctement. Un déséquilibre, s'il se répète, peut provoquer des problèmes de genou.

Le groupe musculaire appelé collectivement quadriceps se compose, comme son nom l'indique, de quatre muscles. Si l'un d'eux joue un rôle dominant, le délicat équilibre s'en trouve rompu et l'articulation de genou en souffre.

Le muscle le plus susceptible de s'affaiblir est le vaste interne, principal muscle stabilisateur de l'articulation du genou. Il a son propre système sanguin et commence à s'atrophier si vous restez vingt-quatre heures au lit !

C'est également un excellent exercice à pratiquer lors d'un vol long-courrier, car il active la pompe du mollet et stimule la circulation dans les jambes.

↘ Objectif

Renforcer les muscles des jambes, en particulier le vaste interne, et stimuler la circulation dans les jambes. Favoriser l'acquisition d'un bon alignement du corps.

↘ Matériel

Deux balles de tennis ou une balle de tennis et un petit coussin.

↘ Position de départ

Mettez-vous debout de profil contre un mur et placez une balle de tennis entre vos chevilles, juste sous l'os à l'intérieur des chevilles. Placez l'autre balle ou le petit coussin entre vos cuisses, juste au-dessus des genoux. Souvenez-vous de toutes les indications données page 14 dans « Comment bien se tenir debout ». Tenez-vous au mur.

↘ Mouvement

→ Inspirez et étirez la colonne imaginez que quelqu'un vous tire vers le haut par le sommet de la tête, et qu'en même temps, un poids pèse sur votre coccyx et ancre votre colonne.

→ Expirez, remontez le périnée, rentrez le ventre et montez sur la pointe des pieds.

→ Inspirez.

→ Expirez et étirez lentement les talons en les posant au sol loin du sommet de la tête. Imaginez que votre tête reste suspendue en l'air.

→ Une fois les talons au sol, pliez légèrement les genoux à la verticale des pieds, les talons toujours au sol. Les fesses ne doivent pas basculer vers l'arrière.

→ Répétez le mouvement dix fois.

↘ Précautions

- Vos fesses ne doivent pas basculer vers l'arrière quand vous pliez les genoux.
- Gardez les talons au sol quand vous pliez les genoux.
- Le poids du corps est uniformément réparti sur les deux pieds.
- Ne cessez jamais d'étirer la colonne.
- Essayez de ne pas vous pencher vers l'avant ou vers l'arrière – restez bien droit.

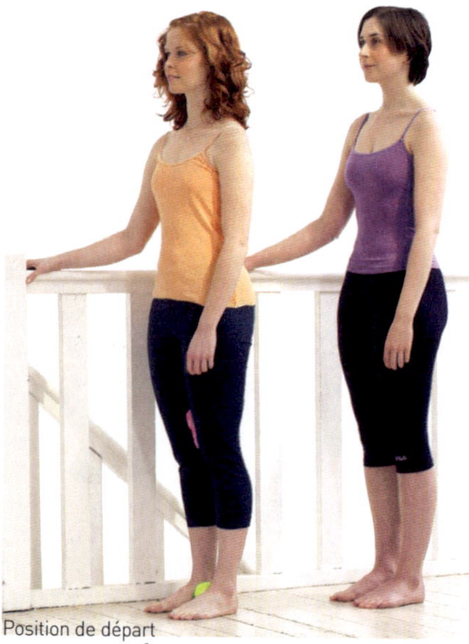

Position de départ

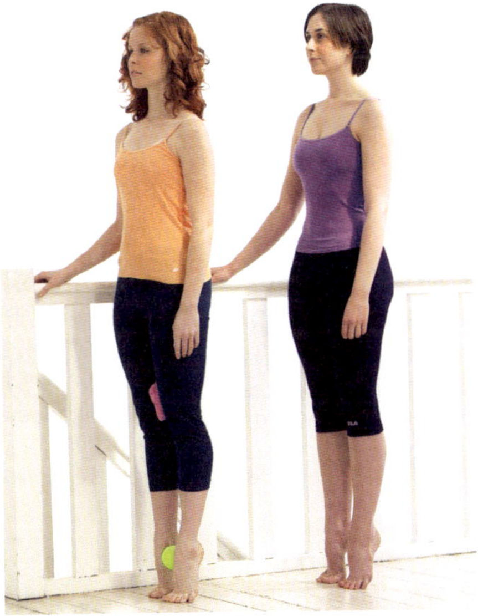

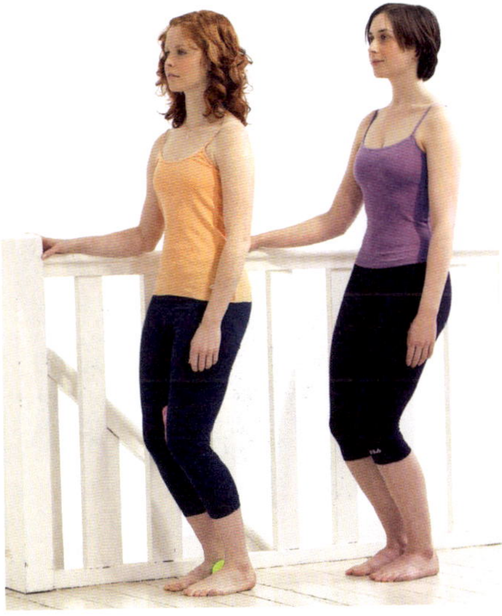

cercles des jambes en position latérale *(niveau intermédiaire)*

Voici un autre bon exercice pour raffermir et modeler le haut de la jambe. Il fait également travailler les muscles du buste.

↘ Objectif

Muscler le haut des jambes et les fessiers.

↘ Matériel

Un coussin plat (facultatif).

↘ Position de départ

Allongez-vous bien droit sur le côté en respectant la courbure naturelle du dos et en conservant un bassin neutre. Placez hanche sur hanche, épaule sur épaule. Tendez le bras du dessous sous votre tête dans l'axe du corps (vous pouvez placer un coussin plat entre le bras et la tête pour garder le cou dans l'axe). Pliez la jambe du dessous à un peu moins de 90°, le genou également à 90°. Ramenez le bras du dessus devant vous, le coude à hauteur des épaules. Ce bras vous aidera à stabiliser le buste pendant les mouvements. Veillez à ce que l'omoplate reste basse et qu'aucune tension n'apparaisse.

↘ Mouvement

→ Prenez une inspiration ample et profonde pour vous préparer et étirer tout votre corps.

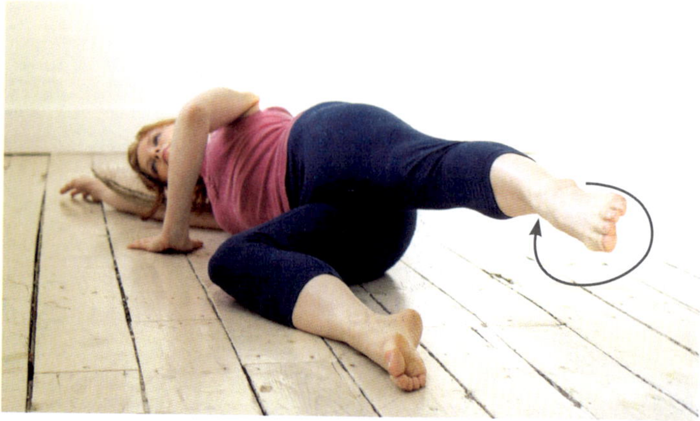

→ Expirez, remontez le périnée et rentrez le ventre. Tout en maintenant la contraction du périnée, tendez lentement la jambe du dessus dans l'axe de votre corps et à hauteur de la hanche supérieure.

→ Tendez la pointe des pieds.

→ Inspirez et dessinez lentement cinq petits cercles (de la taille d'un pamplemousse) avec toute la jambe. Le mouvement doit partir de l'articulation de la hanche et la jambe doit rester en extension tout le temps.

→ Expirez et dessinez cinq cercles dans l'autre sens.

→ Répétez quatre séries de cinq cercles avant de reposer la jambe sur la jambe pliée. Puis tournez-vous et répétez le mouvement avec l'autre jambe.

↘ Précautions

- La taille doit rester en extension et être décollée du sol – ne la laissez pas s'affaisser.
- Vérifiez sans cesse que la jambe n'est ni trop haute, ni trop basse – elle doit être dans le prolongement de la hanche supérieure.
- Le périnée reste contracté pendant tout l'exercice.

→ suite...

Si vous voulez stimuler un peu plus votre stabilité posturale, tendez la jambe du dessous en l'avançant juste devant vous.

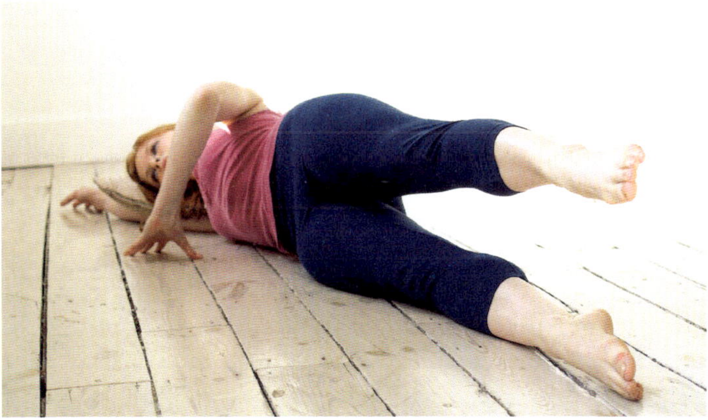

Suite...

cercles des jambes *(niveau intermédiaire)*

L'influence du ballet est très nette dans cet exercice qui vise les muscles du haut de la cuisse et des fessiers profonds.

↘ Objectif

Acquérir un bon équilibre musculaire dans les jambes, les cuisses et les fessiers. Contrôler les muscles autour de l'articulation de la hanche.

↘ Matériel

- Un coussin triangulaire en mousse ou deux gros coussins.
- Des poids pour les chevilles de 500 g à 1 kg chacun.

↘ Position de départ

Allongez-vous sur le dos. Le ou les coussins doivent soutenir le buste, mais le bas de la cage thoracique, la taille et le bassin doivent rester au sol. Les genoux sont pliés, parallèles et écartés de la largeur des hanches.

↘ Mouvement

→ Souvenez-vous de l'exercice de rotation de la jambe de la page 33. Refaites le même mouvement en faisant pivoter la jambe vers l'extérieur depuis la hanche, tout en veillant à la stabilité du bassin.

→ Inspirez pour vous préparer.

→ Expirez, remontez le périnée, rentrez le ventre et remontez une jambe pliée sur vous. Faites-la pivoter vers l'extérieur à partir de la hanche sans bouger le bassin.

→ Inspirez en gardant le périnée remonté et le ventre rentré, et tendez lentement la jambe en gardant le même axe. Le coccyx reste collé au sol.

→ Expirez. Une fois la jambe tendue, fléchissez le pied

puis, le périnée remonté et le ventre creusé, abaissez la jambe, toujours tournée vers l'extérieur, le pied en flexion, à quelques centimètres du sol. Pendant la descente, continuez à étirer l'intérieur de la cuisse jusqu'au talon, mais gardez le haut du fémur ancré dans la hanche. Ne cambrez pas le dos.

→ Inspirez et ramenez la jambe parallèle à la hanche. Tendez délicatement la pointe du pied.

→ Expirez, le périnée toujours remonté et le ventre rentré, et repliez la jambe, en pivotant vers l'extérieur depuis la hanche. Répétez les étapes 2 à 5.

→ Répétez dix fois pour chaque jambe.

↘ Précautions

- Le plus important est que le bassin reste neutre.
- L'avant du bassin doit rester long et large pour éviter toute crispation.
- Ne fléchissez pas le pied tant que la jambe n'est pas complètement tendue.
- La jambe doit rester dans l'axe de la hanche.

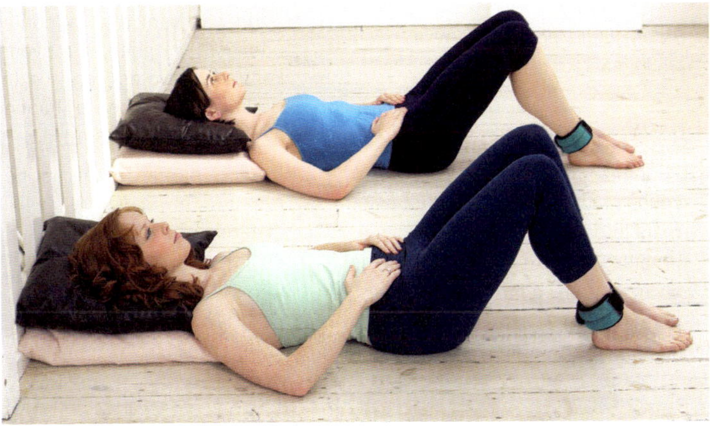

Position de départ

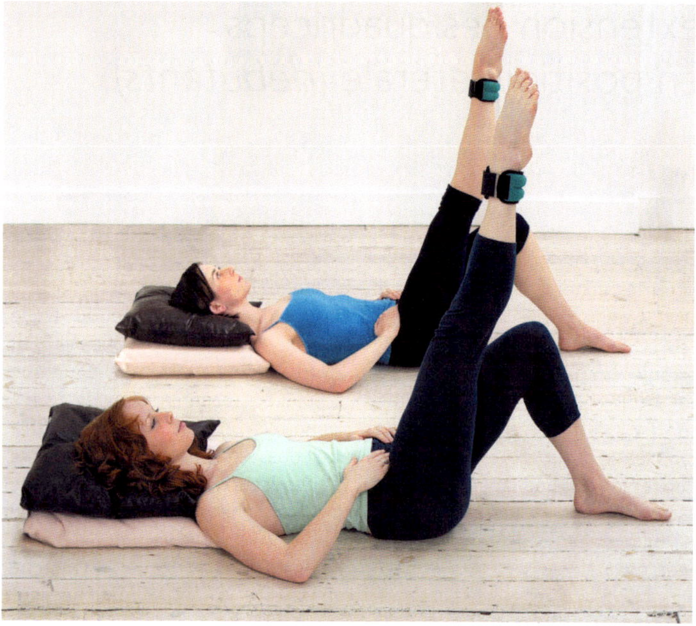

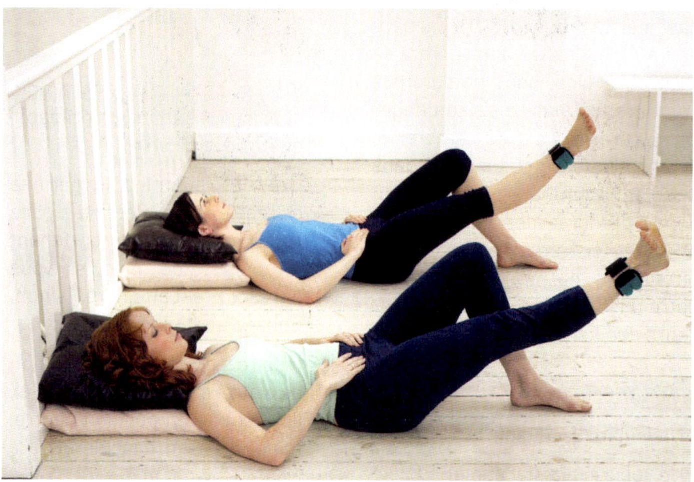

extension des quadriceps en position latérale *(débutants)*

Nous avons prévu beaucoup d'exercices de musculation des cuisses, mais il est également important que ces muscles conservent une bonne longueur et une bonne souplesse.

↘ Objectif

Étirer les quadriceps qui longent le devant des cuisses et les fléchisseurs des hanches. Allonger et aplanir le devant du corps, en particulier le devant des hanches, qui peut être très contracté si vous êtes assis toute la journée. Conserver un bon alignement du buste en utilisant les muscles de la taille et les stabilisateurs des épaules.

Surveillez la position du bassin. Nous vous demandons de le basculer légèrement vers l'arrière (le nord), lui faisant ainsi perdre sa neutralité. Non, nous ne sommes pas devenus fous, mais le danger de cet exercice est de cambrer le dos et de créer des tensions dans la colonne lombaire – mieux vaut donc prendre des précautions et faire légèrement basculer le bassin, ce qui vous permet en outre d'isoler les muscles fléchisseurs des hanches.

↘ Matériel

- Un foulard (facultatif).
- Un coussin plat (facultatif).

↘ Position de départ

Allongez-vous sur le côté, la tête posée sur le bras tendu (vous pouvez glisser un coussin plat entre la tête et le bras pour que le cou reste dans l'axe). Pliez les genoux à un peu moins de 90°. Le dos reste droit et conserve sa courbure naturelle. Placez le pied gauche sur le pied droit, le genou gauche sur le genou droit, la hanche gauche sur la hanche droite et l'épaule gauche sur l'épaule droite.

↘ Mouvement

→ Prenez une inspiration ample et profonde pour vous préparer et étirer la colonne.

→ Expirez, remontez le périnée et rentrez le ventre, puis pliez le genou du dessus en tenant le dessus du pied si vous parvenez à l'atteindre (sinon, utilisez un foulard).

→ Inspirez et vérifiez la position de votre bassin. Cette fois-ci, il n'est pas en position neutre, mais il est en bascule arrière (voir « Objectif »).

→ Expirez, remontez le périnée et rentrez le ventre. Tout en gardant le périnée contracté, passez délicatement la jambe derrière vous pour étirer le devant de la cuisse. Ne cambrez pas le dos, continuez à étirer le coccyx loin du sommet de la tête.

→ Maintenez la position pendant vingt secondes ou jusqu'à ce que vous sentiez que le muscle se relâche, sans cesser d'étirer la taille et le buste.

→ Au bout de vingt secondes, relâchez lentement l'étirement en ramenant la jambe devant vous, le périnée toujours contracté.

→ Répétez le mouvement deux fois de chaque côté.

↘ Précautions

- Gardez les omoplates basses et maintenez l'espace entre les oreilles et les épaules.
- Ne basculez pas en avant. Le buste reste ouvert et la taille étirée.
- Si vous ne parvenez pas à atteindre le pied ou si le genou est douloureux, passez le foulard sur le dessus du pied.

ATTENTION !

Demandez conseil à un spécialiste si vous souffrez du genou. Vous aurez peut-être besoin d'un foulard pour attraper le pied et soulager ainsi le genou. Sinon, laissez cet exercice de côté.

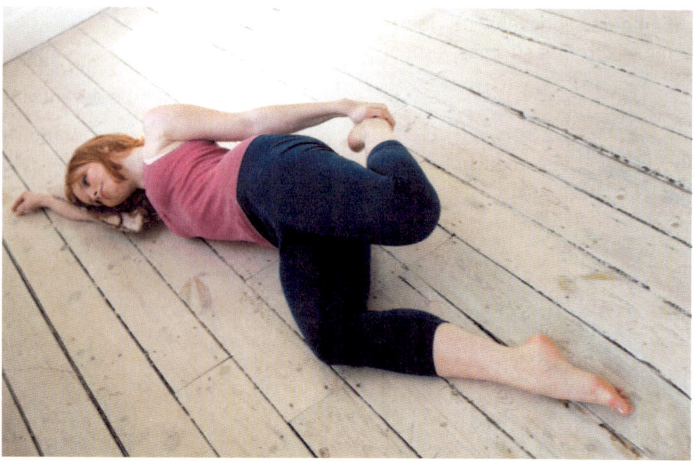

étirement des cuisses *(niveau intermédiaire)*

La bande de muscles qui longe le côté des cuisses est parfois très contractée. Ces muscles sont notoirement difficiles à étirer, et il faut souvent un bon massage pour les assouplir. Prenez le temps de les pétrir quelques minutes avant de faire cet exercice. Commencez juste au-dessus du genou et remontez jusqu'à la hanche.

Objectif

Étirer les muscles des cuisses.

Matériel

- Une écharpe (facultatif).
- Un coussin plat.

Position de départ

C'est la même que pour l'extension des quadriceps en position latérale (voir page 149). Il est d'ailleurs conseillé de faire les deux exercices successivement.

Mouvement

→ Faites les mouvements 1 à 5 d'extension des quadriceps en position latérale des pages 149-150, puis remontez le pied du dessous et crochetez la jambe du dessus juste au-dessus du genou.

→ À ce stade, il est essentiel de ne pas basculer le bassin. La taille est étirée et neutre, et le bassin reste droit.

→ Respirez normalement en vous étirant pendant une trentaine de secondes ou jusqu'à ce que vous sentiez le muscle se détendre.

→ Puis relâchez lentement et ramenez la jambe devant vous.

→ Répétez deux fois le mouvement de chaque côté.

↘ Précautions

- La taille reste étirée.
- Les omoplates sont basses. Maintenez la distance entre les oreilles et les épaules.
- Ne basculez pas vers l'avant. Le buste reste ouvert.
- Si vous ne parvenez pas à saisir votre pied, que l'étirement est trop difficile ou le genou douloureux, essayez de faire l'exercice en passant un foulard sur le dessus du pied.

ATTENTION

Évitez de faire cet exercice si vous avez des problèmes de genou.
Le mouvement est souvent un peu inconfortable pour cette partie du corps, mais il ne doit pas être douloureux.

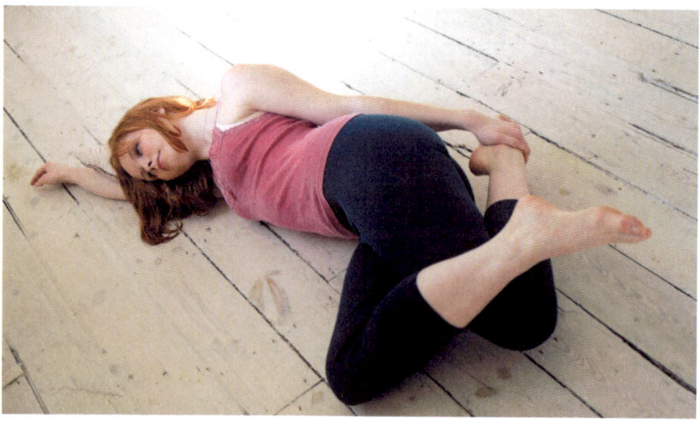

exercices des jambes au mur

Cette série d'étirements au mur est plus compliquée qu'elle n'y paraît, même s'il suffit de lever les jambes contre un mur. Cette position est idéale pour améliorer la circulation sanguine des jambes. Surélevée, la pompe des mollets fonctionne deux fois mieux. Quand les muscles se contractent et se relâchent, ils aident les veines à renvoyer le sang vers le cœur. C'est ce que l'on appelle le retour veineux. Si vous souffrez de varices, le système se bloque : les valves des veines ne renvoient plus le sang, qui se répand dans les tissus environnants. Ces exercices vous aideront à y remédier.

↘ Objectif

En plus de détendre et d'élargir le buste, surtout autour des omoplates, cet exercice étire toute la colonne. Il améliore également la circulation dans les jambes.

↘ Matériel

Un coussin plat (facultatif).

↘ Position de départ de tous les exercices au mur

Impossible de se mettre dans cette position avec élégance. Le plus simple est de rouler sur le côté, de glisser les fesses le plus près possible du mur et de faire pivoter les jambes vers le haut. D'un point de vue pratique, évitez les murs les plus beaux de la maison, car vous risquez d'y laisser des traces de

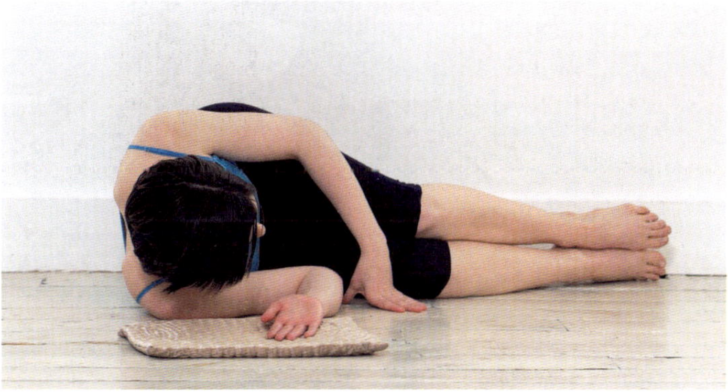

talon. Rapprochez les fessiers le plus près possible du mur. Si vos ischio-jambiers sont courts, ce sera difficile. Trouvez une position confortable. Le coccyx reste collé au sol et le bassin est neutre. Au besoin, glissez un coussin plat sous la tête. Les jambes sont tendues (si possible) et dans l'écartement des hanches.

Remarque : quand vous avez terminé tous les exercices au mur, roulez sur le côté et reposez-vous quelques minutes avant de vous lever.

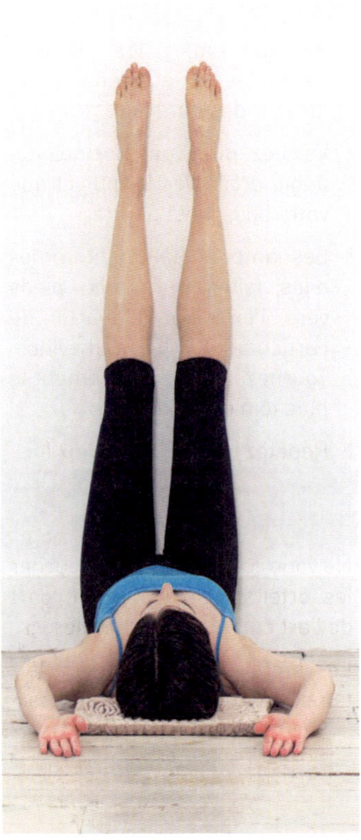

↘ Mouvement

- Essayez de poser vos bras derrière vous, ils doivent être souples et ouverts. Sinon, étendez-les le long du buste.
- Pensez à abaisser les omoplates – ne cambrez pas le haut du dos. Étirez la colonne et relâchez le cou.
- Entraînez-vous à passer trois minutes dans cette position. Gardez à l'esprit que si vous voulez poursuivre cette série d'exercices, vous allez devoir rester quelque temps dans cette position.
- Une fois que vous avez terminé, pliez doucement les genoux et ramenez les bras le long du buste.

rotation des chevilles *(débutants)*

↘ Objectif

Cet exercice étire les ischio-jambiers, fait travailler les muscles du bas des jambes, mobilise et renforce les articulations des chevilles et améliore la circulation.

↘ Mouvement

- → Allongez-vous, les jambes parallèles et écartées de la largeur des hanches.
- → Vérifiez que vous formez un angle droit avec le mur et que votre bassin est neutre.
- → Les jambes totalement immobiles, faites tournez les pieds vers l'extérieur à partir de l'articulation des chevilles. Tournez très, très lentement le plus loin possible.
- → Répétez le mouvement dix fois.

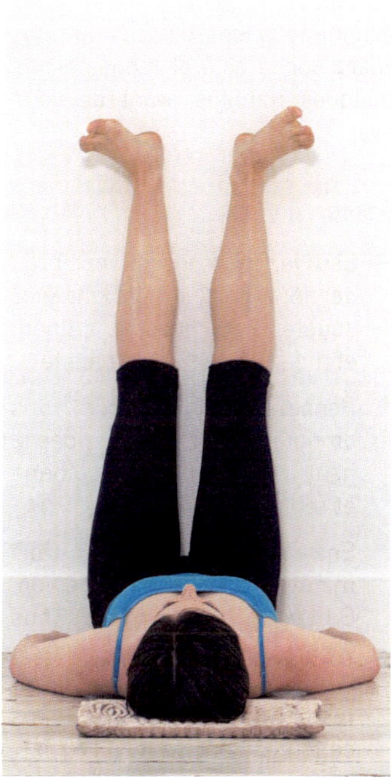

↘ Précautions

- Ne vous contentez pas de tourner les orteils. Le mouvement part de l'articulation des chevilles.
- Les jambes doivent rester parfaitement immobiles et parallèles.

extension latérale des jambes *(débutants/niveau intermédiaire)*

↘ Mouvement

→ Vérifiez que vous formez un angle droit avec le mur.

→ Si vos ischio-jambiers sont raides, éloignez-vous un peu du mur. Le coccyx doit rester au sol, sinon vous ne serez plus en position neutre.

→ Baissez lentement les jambes de chaque côté jusqu'à ce que l'intérieur des cuisses trouve une extension confortable. Veillez à ce que les deux jambes soient toujours au même niveau et que le bassin reste à plat.

→ Détendez-vous dans cette position quelques minutes (trois maximum), puis aidez-vous de vos mains pour ramener les jambes l'une contre l'autre.

Quand vous avez terminé les exercices au mur, roulez sur le côté et reposez-vous quelques minutes avant de vous lever.

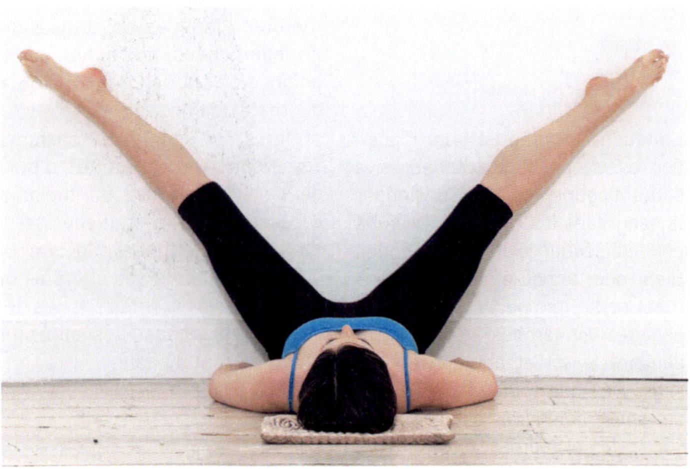

soins des jambes lourdes

Ces techniques sont conçues pour soulager rapidement et facilement les jambes lourdes et les muscles douloureux.

Après un effort intense

Même si l'on s'étire avant et après une séance d'entraînement intense, les muscles sont souvent douloureux. Choisissez une huile de massage réchauffante qui apaisera et libérera les tensions, et utilisez cette technique de massage « friction » pour accroître ses effets : placez les mains à plat derrière un genou, puis frictionnez énergiquement vers le haut et vers le bas de la jambe pendant une ou deux minutes. Répétez sur l'autre jambe, puis sur le devant des jambes.

Après un vol long-courrier

L'altitude, ajoutée à une position assise pendant des heures, a souvent pour effet de laisser stagner le sang dans les chevilles, ce qui a pour conséquence de les faire enfler. Bien que temporaire, ce gonflement peut être douloureux. Bougez et étirez vos jambes au maximum pendant le vol et après l'atterrissage. Dès que vous avez le temps de vous détendre, allongez-vous sur le dos et redressez vos jambes avec des coussins. Tournez les chevilles dans le sens des aiguilles d'une montre, puis en sens inverse pendant quelques minutes pour stimuler la circulation du sang et faciliter le reflux. Essayez également la série d'exercices des jambes au mur des pages 153-154.

Après une journée debout

Rester debout longtemps, que ce soit pour le travail ou pour le plaisir, exerce une pression sur les muscles, des jambes au dos. Le moyen le plus facile d'apaiser ces membres fatigués est de prendre un bain chaud additionné d'une poignée de sel de la mer Morte et d'y rester quinze minutes. Si vous préférez un bain plus parfumé, versez dix à vingt gouttes d'huile de bain. Choisissez un mélange à base d'huiles essentielles tel le romarin, la gaulthérie, la lavande et le genévrier. Si vos chevilles ou vos pieds sont enflés, faites les mouvements conseillés après un vol en sortant du bain.

recettes de beauté pour les jambes

Quelle est la principale bête noire des femmes modernes? La cellulite – accumulation de graisses et de toxines piégées juste sous la peau. Généralement concentrées sur les fesses, le ventre, les hanches et les cuisses, ces graisses font ressortir les cellules de la peau, créant un aspect irrégulier appelé peau d'orange. Pour modeler les jambes, ajoutez ce programme quotidien inspiré de la thalassothérapie à votre programme Pilates et à une alimentation équilibrée.

- Le matin, réveillez votre corps avec deux minutes de brossage à sec. Cette discipline affine les jambes en stimulant la circulation et le système lymphatique, tous deux essentiels à l'élimination des toxines et autres excédents.
- Sous la douche, un gommage – en particulier autour des chevilles et des genoux, où les cellules mortes s'accumulent – rend la peau douce et éclatante. Utilisez un gommage corporel ou mélangez une poignée de sel marin et quelques gouttes d'huile essentielle stimulante de romarin ou de menthe.
- Dans le bain, stimulez la circulation et le système lymphatique avec cette technique d'hydrothérapie. Avant de sortir, videz l'eau à hauteur des mollets, puis aspergez lentement les jambes, le ventre et les fesses d'eau froide. Repassez de l'eau chaude une minute, puis terminez à l'eau froide.
- Frictionnez énergiquement le corps avec une serviette avant d'appliquer un traitement raffermissant pour retendre les zones concernées. Disponibles en crèmes, gels, huiles et lotions, pour la plupart, les formules modernes ont pour objectif d'empêcher le corps de stocker des graisses, tout en augmentant la production de collagène pour améliorer l'élasticité de la peau et lui donner une texture plus lisse et plus souple. Si vous avez quelques minutes, rendez-vous page 129, où vous trouverez d'utiles techniques de massage anti-cellulite.

les mains et les pieds

Souvent exposés mais généralement négligés, les mains et les pieds trahissent l'âge de leur propriétaire, reflètent son style de vie et peuvent même être révélateurs d'un problème de santé. En leur accordant régulièrement ne serait-ce qu'un minimum d'attention, vous apporterez la touche finale à votre apparence. Et en plus, vous soulagerez les tensions mentales et musculaires, vous améliorerez leur souplesse et vous stimulerez la circulation. Les soins que vous accorderez à vos mains et à vos pieds vous permettront de prendre conscience de leur importance dans votre organisme, ce qui renforcera votre conscience de vous-même.

exercices pour les mains

Songez un instant à tous les gestes complexes que font vos mains. Elles sont étonnamment habiles tout en étant sensibles et fortes. Les exercices qui suivent vous aideront à avoir des mains en bonne santé. Vous pouvez les pratiquer assis ou debout.

premier exercice

↘ Mouvement

→ Tenez-vous droit, perpendiculaire à une table, la main posée à plat.

→ Prenez une poignée de pâte à modeler (ou une balle souple) et pressez-la entre tous les doigts.

→ Maintenez la pression, puis relâchez.

→ Répétez dix fois avec chaque main, en relâchant la tension dans les épaules et le cou.

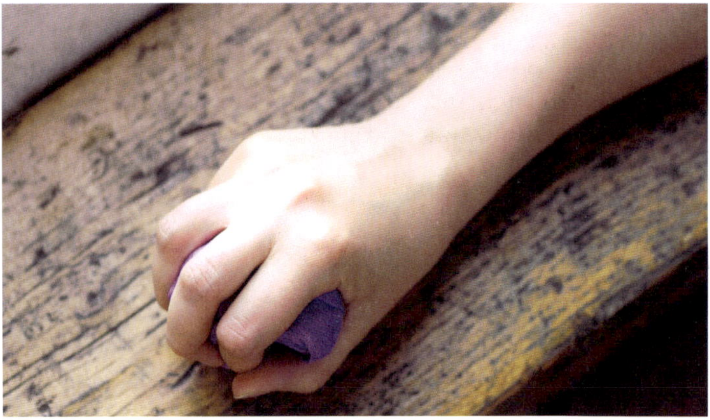

Poing fermé

deuxième exercice

↘ Mouvement

→ Posez les mains devant vous, les coudes détendus.

→ Écartez l'index et le majeur de l'annulaire et de l'auriculaire.

→ Revenez au centre.

→ Répétez huit fois.

→ Puis joignez le majeur et l'annulaire au centre et écartez l'index et l'auriculaire.

→ Revenez au centre.

→ Répétez huit fois.

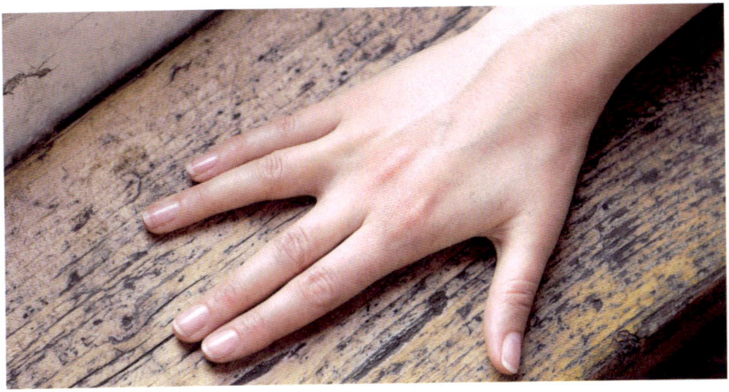

Espace central

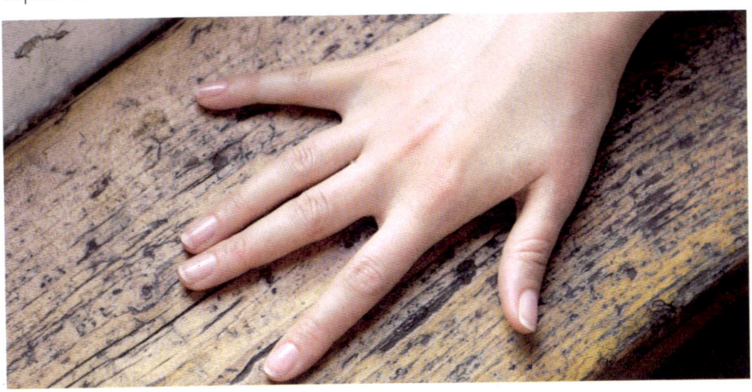

Doigts du milieu joints

troisième exercice – la ola

Mouvement

- Asseyez-vous face à une table, les avant-bras posés sur celle-ci, les paumes tournées vers le bas. Tenez-vous bien droit, les omoplates basses et le cou détendu, et étirez la colonne vertébrale.
- Posez les mains à plat sur la table.
- Soulevez l'un après l'autre les doigts de la main en essayant de laisser les autres à plat.

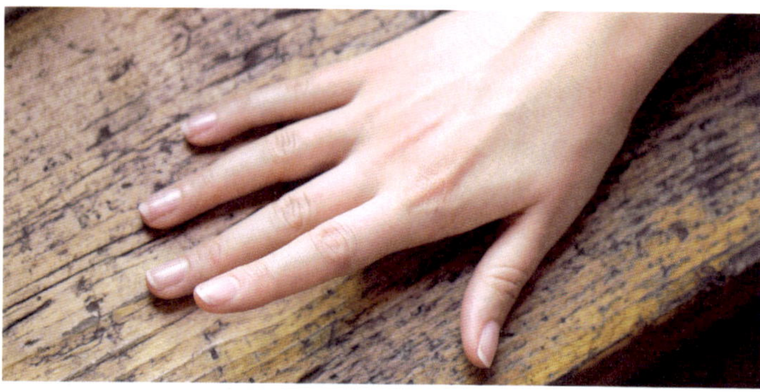

Levez les doigts...

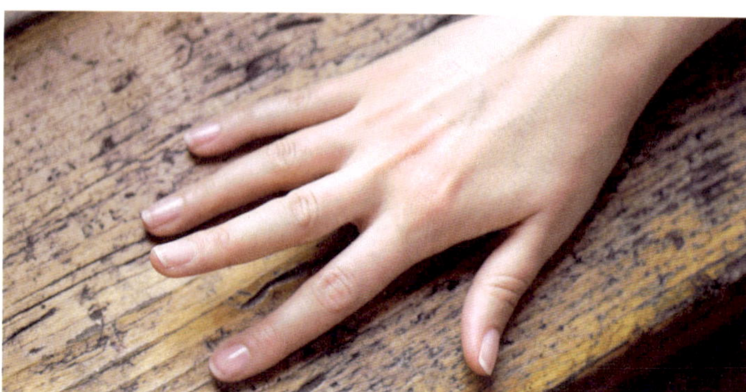

Un par un

quatrième exercice

Cet exercice fait travailler les muscles profonds de la main.

↘ Mouvement

→ Asseyez-vous en vous tenant bien droit, les coudes près du corps, les omoplates basses et le cou détendu.

→ Tenez une feuille de papier entre deux doigts de la main gauche. Tendez les doigts.

→ De la main droite, essayez de tirer la feuille. Retenez-la en serrant les doigts de la main gauche. Veillez à respirer normalement et à ne pas créer de tensions dans le reste du corps.

→ Recommencez en plaçant la feuille à tour de rôle entre tous les doigts des deux mains.

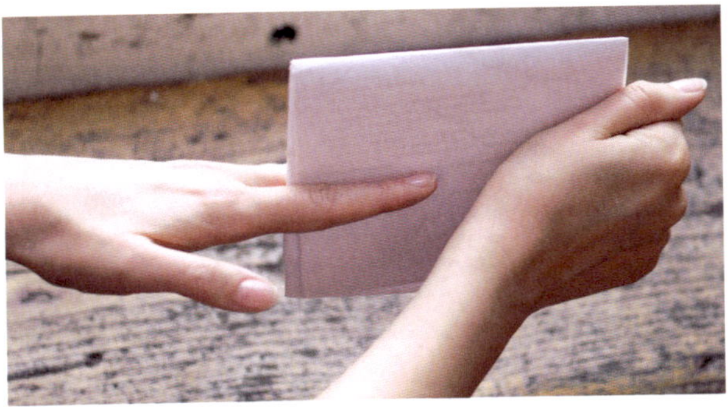

Tenez le papier entre deux doigts

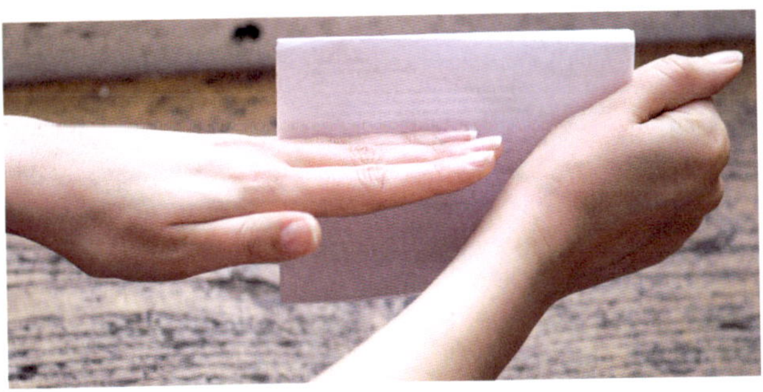

Tirez la feuille de papier

massage des mains

Le massage des mains est l'un des moyens les plus efficaces d'éliminer son stress. Avec le pouce d'une main, dessinez de petits cercles dans le sens des aiguilles d'une montre sur la paume de l'autre main. Terminez sur la petite butte de muscle située juste sous le point où se rejoignent le pouce et l'index et attardez-vous une minute sur ce point d'acupuncture qui libère les tensions et recentre les idées. Répétez ces gestes sur le dos de la main, puis massez délicatement chaque doigt, de la base au bout, avec le pouce et l'index.

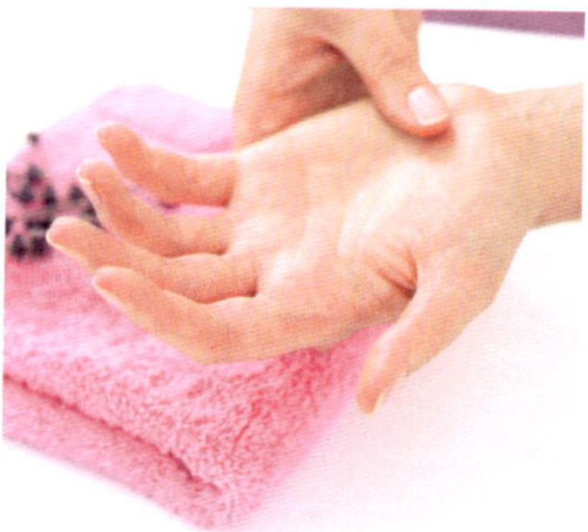

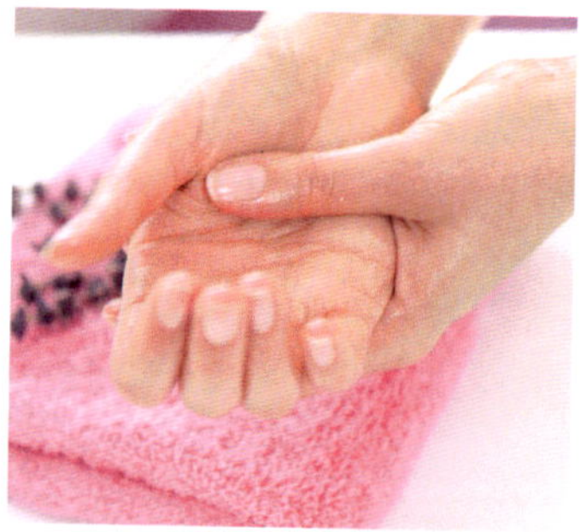

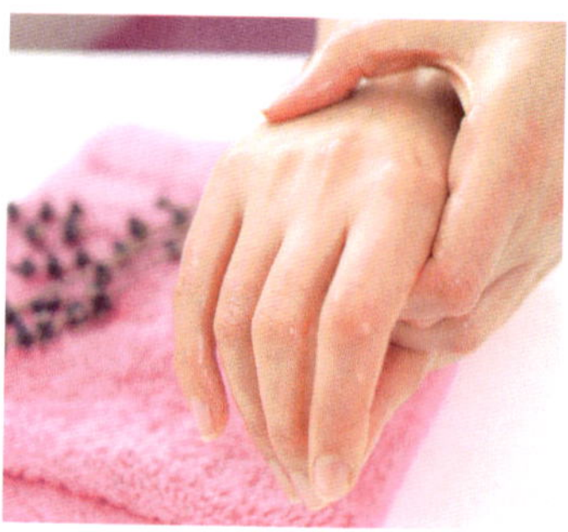

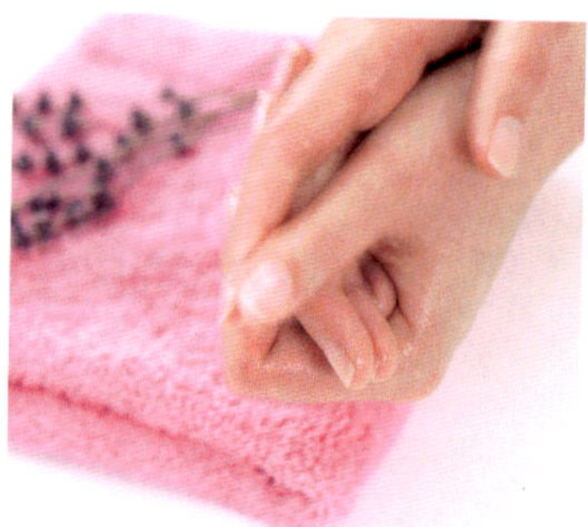

trois conseils de manucure

- Utilisez des gants en caoutchouc pour le ménage et le jardinage afin de protéger vos mains et vos ongles.
- Rangez la crème pour les mains à un endroit visible – sur l'évier, près du réveil ou sur votre bureau. Vous y penserez et vous pourrez profiter de ces quelques secondes de massage pour vous détendre.
- Choisissez une crème à la pointe du progrès : les crèmes contenant une protection solaire ou des produits anti-âge vous protégeront contre les ridules et les tâches brunes et vous aideront à traiter les symptômes déjà visibles de l'âge.

✱ LA MANUCURE

Les mains sont la partie du corps qui vieillit le plus vite. Le froid et les détergents sont leurs principaux ennemis. Vous les protégerez et les embellirez en leur offrant une fois par semaine une manucure de 10 minutes.

- **Enlevez les traces de vernis avec un coton imbibé de dissolvant : choisissez un dissolvant sans acétone.**
- **Utilisez une lime en papier émeri pour donner une forme arrondie à vos ongles.**
- **Ramollissez les cuticules en plongeant vos doigts dans un bain d'huile d'amande douce pendant 10 à 20 secondes puis repoussez-les à l'aide d'un bâtonnet de buis entouré de coton.**
- **Faites un gommage à l'aide d'un produit spécifique ou d'un exfoliant pour le visage ou le corps, appliquez bien le produit entre les doigts.**
- **Rincez vos mains en les trempant dans un bol d'eau chaude et essuyez-les bien avec une serviette.**
- **Terminez en appliquant une crème nourrissante, essayez notre massage des mains (page précédente).**

soins des ongles

Les ongles des pieds et des mains sont sujets à toutes sortes de problèmes. Voici les plus courants et les solutions que l'on peut y apporter.

↘ Jaunissement

Tout vernis (qu'il soit clair ou foncé) peut laisser des traces jaunes s'il est appliqué directement sur les ongles. Appliquez toujours une à deux sous-couches transparentes avant le vernis. Si les ongles sont déjà jaunes, polissez-les à plusieurs jours d'intervalle jusqu'à ce qu'ils retrouvent leur couleur.

↘ Taches blanches

Dans la plupart des cas, un simple choc suffit à empêcher les cellules souples qui constituent l'ongle de bien se former. L'ongle devient alors blanc au lieu d'être transparent. Ces taches ne peuvent être effacées. Il faut attendre qu'elles disparaissent naturellement.

↘ Sillons et stries

Là encore, les blessures sont la principale cause d'irrégularité de la surface des ongles. Vous devez attendre qu'elles disparaissent, mais comme cela peut prendre des mois, vous pouvez les atténuer en polissant légèrement les ongles propres et en appliquant une résine avant de les vernir.

↘ Fissures ou effritements

La déshydratation est la principale cause de fissuration ou d'effritement des ongles. L'eau gonfle la « colle » qui relie ensemble les cellules des ongles, et l'affaiblit même quand ils sont secs. Protégez vos ongles contre l'humidité en utilisant le plus possible des gants en caoutchouc, et hydratez-les avec une crème pour les mains ou de l'huile d'amande douce.

Si vous pensez qu'une irrégularité de vos ongles peut être due à une maladie (psoriasis ou mycose), prenez rendez-vous auprès d'un dermatologue. Si vous avez un problème de pied, consultez un pédicure ou un podologue.

exercices pour les pieds

Les pieds nous portent et ils sont aussi importants que les fondations d'une maison. Qui rêverait d'en construire une sur des fondations précaires ? Les pieds méritent une grande attention.

Le pas d'un adulte mesure environ 70 cm en moyenne. À chaque pas, son pied frappe le sol, plie, s'étire et se tord sous son poids, ce qui arrive environ 1 500 fois par kilomètre. La plupart d'entre nous parcourons environ 10 000 kilomètres par an à pied, ce qui représente beaucoup de kilomètres et de pas dans toute une vie.

Le pied est une machine très complexe composée de multiples petits os, muscles, ligaments et tendons. Il supporte le poids du corps et doit être assez souple pour s'adapter à toutes les surfaces – galets, rochers ou sable, par exemple –, mais aussi assez solide pour faire levier pendant la course. La fonction essentielle des pieds est d'absorber les chocs.

Ils jouent également un rôle important dans notre système vasculaire. Le bas des jambes possède plusieurs « pompes » vasculaires. La pompe du pied est différente de la pompe du mollet, car elle n'est pas affectée par le mouvement de la cheville ou des orteils. Les pompes du pied se trouvent sur le muscle plantaire latéral, la partie extérieure de la plante des pieds. À chaque pas, elles sont écrasées par le poids de notre corps. Cet écrasement, suivi d'une expansion au moment où le poids du corps se soulève, produit un effet de « pompage » des veines. Une colonne de sang remonte alors vers le cœur. Conclusion : la marche est bonne pour la circulation.

Les talons hauts doivent être réservés aux occasions vraiment exceptionnelles, car ils ne sont pas bons pour votre posture. Les baskets sont de bonnes chaussures, mais pensez à marcher pieds nus de temps en temps. La plante des pieds est un élément vital du système de potentiel bio-sensoriel. Elle a besoin d'être stimulée ; lorsque l'on marche pieds nus, elle envoie des messages dans tout le corps et influe ainsi sur notre équilibre et notre posture. La recherche médicale commence à réaliser l'importance de ce potentiel sensoriel dans les problèmes de dos.

En position debout, visualisez un triangle allant de la base du gros orteil à la base du petit orteil et au centre du talon. Ancrez-vous sur ces deux triangles et répartissez le poids du corps équitablement entre les deux.

Ces exercices vont réveiller vos pieds et vous donneront une démarche souple.

la ola

↘ Objectif

Faire travailler chaque orteil individuellement.

↘ Position de départ

Tenez-vous bien droit, les pieds à plat, parallèles et légèrement écartés.

↘ Mouvement

Cet exercice est vraiment très simple. Décollez chacun à leur tour tous les orteils, du gros au petit, puis reposez-les et recommencez en sens inverse.

↘ Précautions

- Les métatarses (situés à la base des orteils) restent au sol.
- Ne décollez pas les talons du sol.
- Ne laissez pas les pieds rouler.

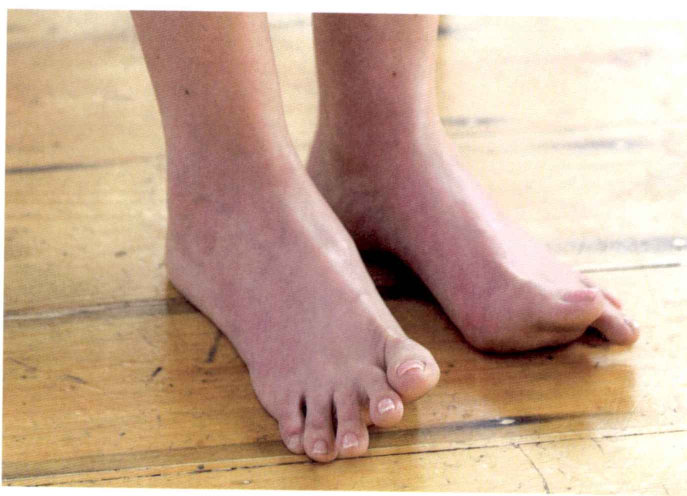

traction

↘ Matériel

Une serviette.

↘ Objectif

Faire travailler la voûte plantaire pour éviter d'avoir les pieds plats.

↘ Position de départ

Étendez la serviette par terre devant vous, puis asseyez-vous bien droit sur une chaise. Posez un pied sur la serviette en gardant la jambe dans l'alignement des genoux et des hanches (ne pivotez surtout pas).

↘ Mouvement

→ Traînez la serviette vers vous tout en étirant les orteils sans les crisper. Soulevez les orteils et écartez-les, mais gardez les métatarses au sol. Maintenez la serviette avec la partie antérieure de la plante du pied et tirez-la vers vous. Écartez les orteils et relâchez, puis tirez à nouveau.

→ Répétez huit fois avec chaque pied.

→ Pour corser l'exercice, placez un poids sur la serviette.

↘ Précautions

- Ne laissez pas le pied rouler vers l'intérieur ou vers l'extérieur.
- Il est très tentant de se contenter de cramponner les orteils, mais il faut faire travailler la voûte plantaire.
- En cas de crampes, réessayez plus tard.

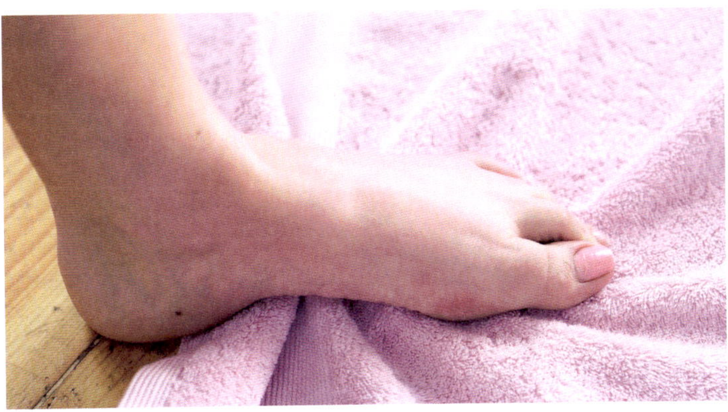

quelques notions de réflexologie

En plus de soulager les pieds fatigués et usés, un massage peut profiter à tout le corps. En réflexologie, le pied est comme une carte, avec ses régions et ses terminaisons nerveuses correspondant chacune à une partie du corps. La réflexologie du pied consiste à exercer une pression douce sur les points réflexes de la plante du pied pour rétablir les flux énergétiques naturels de l'organisme et stimuler des mécanismes d'autoguérison tout en favorisant la détente et le bien-être.

Cette série de massages a été mise au point par Louise Keet, réflexologue de la célèbre Keet Clinic de Londres et responsable de la Central London School of Reflexology. Elle vous aidera à identifier les points réflexes du pied liés à la gestion du stress. L'idéal est de faire ce massage à un(e) ami(e), puis qu'il(ou elle) vous rende la pareille. Toutefois, si vous êtes enceinte ou si vous suivez un traitement médical, consultez plutôt un réflexologue qualifié.

Votre partenaire doit retirer ses chaussures et ses chaussettes, puis s'allonger confortablement sur un lit. Asseyez-vous à l'autre extrémité du lit et appliquez un peu de talc sur ses pieds. Respectez les étapes suivantes en exerçant une pression douce sur les zones du pied indiquées sur le dessin ci-contre.

→ Commencez par une technique de relaxation pour mettre votre partenaire à l'aise. Votre premier contact est important. Massez la jambe droite à deux mains en remontant, puis en redescendant jusqu'aux orteils. Répétez avec celle de gauche.

→ Prenez le gros orteil du pied droit dans la main gauche et, avec le pouce droit, remontez de la base au sommet de l'orteil et poursuivez jusqu'à ce que vous ayez couvert toute la surface. La base du gros orteil correspond au cou – le reste de l'orteil à la tête. Au centre, vous rencontrerez la glande thyroïde qui régule les hormones, le métabolisme et la réaction au stress. Répétez avec le pied gauche en utilisant la main droite comme appui et votre pouce gauche pour exercer une pression.

→ Soutenez le pied droit avec une main et traversez la ligne du diaphragme avec le pouce de l'autre main.

- → Le stress peut avoir de lourdes répercussions sur l'estomac. Massez légèrement le point réflexe de l'estomac pour le rééquilibrer. Soutenez le pied droit de la main gauche. Placez le pouce gauche juste au-dessous de la ligne du diaphragme et remontez jusqu'au milieu. Répétez sur trois lignes. Recommencez avec le pied gauche, en utilisant la main droite comme soutien et le pouce gauche pour masser.
- → Le système immunitaire souffre du stress et a besoin du système lymphatique pour se renforcer. Placez l'index et le pouce à la base du 2e et du 3e orteils du pied droit. Faites trois mouvements en direction de la cheville, maintenez la pression et redescendez vers les orteils. Répétez entre tous les orteils, puis recommencez avec le pied gauche.
- → Placez le pouce droit sur le point du plexus solaire du pied gauche et le pouce gauche sur celui du pied droit. Inspirez, appuyez sur les points réflexes, puis expirez. Répétez sur trois inspirations.
- → Terminez en enveloppant les pieds de votre partenaire dans une serviette ; laissez-le se détendre dix minutes et offrez-lui un verre d'eau pour éliminer les toxines.

* LA PÉDICURIE

Nos pieds font plus de 18 000 pas tous les jours, et pourtant, nous accordons très peu d'attention à leur santé et à leur beauté. Offrez-leur une fois par mois une pédicurie, vous leur devez bien ça !

- **Enlevez le vernis avec un coton imbibé de dissolvant sans acétone.**
- **Ajoutez quelques gouttes d'huile essentielle dans une bassine d'eau chaude et faites-y tremper vos pieds pendant 5 minutes.**
- **À l'aide d'un exfoliant spécifique, gommez les cellules mortes des deux pieds.**
- **Essuyez-les soigneusement et, à l'aide d'un coupe-ongles, coupez les ongles courts et limez-les.**
- **Appliquez une crème hydratante spécifique pour les pieds tout en les massant. Pour un bien-être total, demandez à un(e) ami(e) de vous masser les pieds en suivant les techniques de la réflexologie.**

gestion du stress

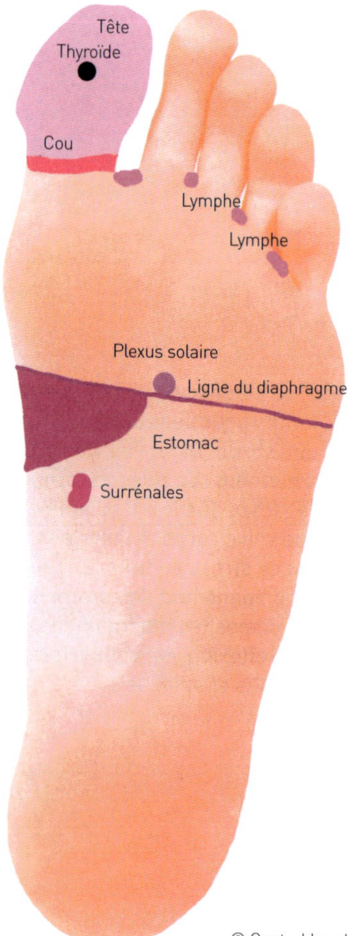

la relaxation

Chaque soir, il faudrait se détendre avant de se mettre au lit. Le corps a besoin de temps pour se relaxer et décélérer après le travail, le sport ou une sortie. Dans nos vies modernes, les journées sont extrêmement remplies et comportent de nombreux moments de stress que le corps emmagasine. Vous devez être conscient que votre corps et votre esprit ne peuvent évacuer instantanément ce stress et cette fatigue. Afin de profiter pleinement d'une bonne nuit de sommeil et de vous permettre d'être frais et dispos le lendemain matin, instaurer un rituel de relaxation et de réflexion vous apportera de nombreux bienfaits mentaux, physiques et spirituels.

exercices de relaxation

Ces exercices ont été choisis pour leur capacité à libérer les tensions des muscles tendus et fatigués, à rééquilibrer les muscles après les activités de la journée, mais aussi à recentrer et à apaiser l'esprit.

étirement des cuisses et du dos

Cet exercice est excellent pour calmer le mental.

↘ Objectif

Étirer délicatement l'intérieur des cuisses et la colonne.

↘ Matériel

Un grand coussin (facultatif).

↘ Position de départ

Asseyez-vous par terre, les genoux pliés et les plantes de pieds jointes. Ne ramenez pas les pieds trop près de vous. La position doit être confortable. Le bassin est droit. Pour en être sûr, adossez-vous à un mur. Pour un meilleur alignement de la colonne, asseyez-vous au bord d'un gros coussin.

↘ Mouvement

→ Inspirez pour vous préparer et étirer la colonne.

→ Expirez, remontez le périnée, rentrez le ventre et étirez-vous à partir des hanches.

→ Prenez douze inspirations dans le bas de la cage thoracique et du dos.

→ Détendez-vous en vous étirant vers l'avant si vous le pouvez, le ventre toujours rentré.

→ Vos bras reposent devant vous, le cou est tendu, les omoplates sont basses.

→ Après douze inspirations, déroulez-vous lentement à l'expiration, le périnée toujours contracté et le ventre rentré, et redressez la colonne vertèbre après vertèbre.

↘ Conseil

Essayez de visualiser toutes les bosses que dessinent les os de la colonne (comme le dos d'un dinosaure) au moment où ils s'ouvrent et se séparent.

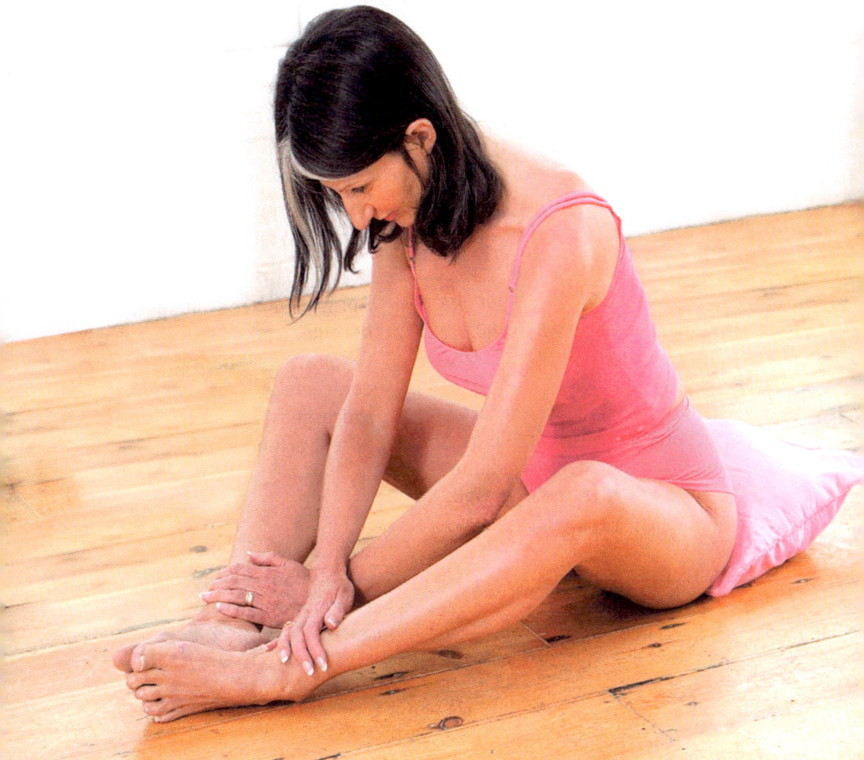

cercle de craie *(niveau intermédiaire)*

↘ Objectif

Ouvrir le buste et les côtés en étirant les pectoraux. Faire pivoter la colonne sans risque en veillant à sa stabilité et en travaillant à partir d'un centre fort.

Cet exercice procure une formidable sensation de bien-être. Idéal à la fin d'une mauvaise – et même d'une bonne – journée.

↘ Matériel

- Un grand coussin.
- Un petit coussin (facultatif).

↘ Position de départ

Allongez-vous sur le côté, un coussin sous la tête. Votre dos doit être bien droit, pliez les genoux à hauteur des hanches. Tendez les bras devant vous, dans l'axe des épaules, les paumes jointes. Vous pouvez placer un petit coussin entre les genoux pour garder un meilleur alignement du bassin.

↘ Mouvement

→ Inspirez pour vous préparer et étirer la colonne vertébrale.

→ Expirez, remontez le périnée et rentrez le ventre. Imaginez que vous tenez un morceau de craie dans la main du dessus et dessinez un rond au-dessus de votre tête. Laissez la tête bouger naturellement en suivant le mouvement d'ouverture des épaules. Les genoux restent joints et le centre fort.

→ Respirez normalement, complétez le cercle en passant sous les fessiers et reposez la main sur celle du dessous.

→ Répétez cinq fois de chaque côté. L'objectif est de garder la main en contact avec le sol. Le mouvement est difficile. Ne forcez pas.

↘ Précautions

- Veillez à ne pas contracter la nuque lorsque votre tête suit le mouvement.
- Le périnée reste contracté.
- Ne cambrez pas le dos.
- Gardez les genoux au sol, même si, du coup, votre main décolle.
- Ne forcez surtout pas sur le bras.

ATTENTION

Si vous souffrez d'une blessure au cou, à l'épaule ou au dos, consultez un médecin avant de pratiquer cet exercice.

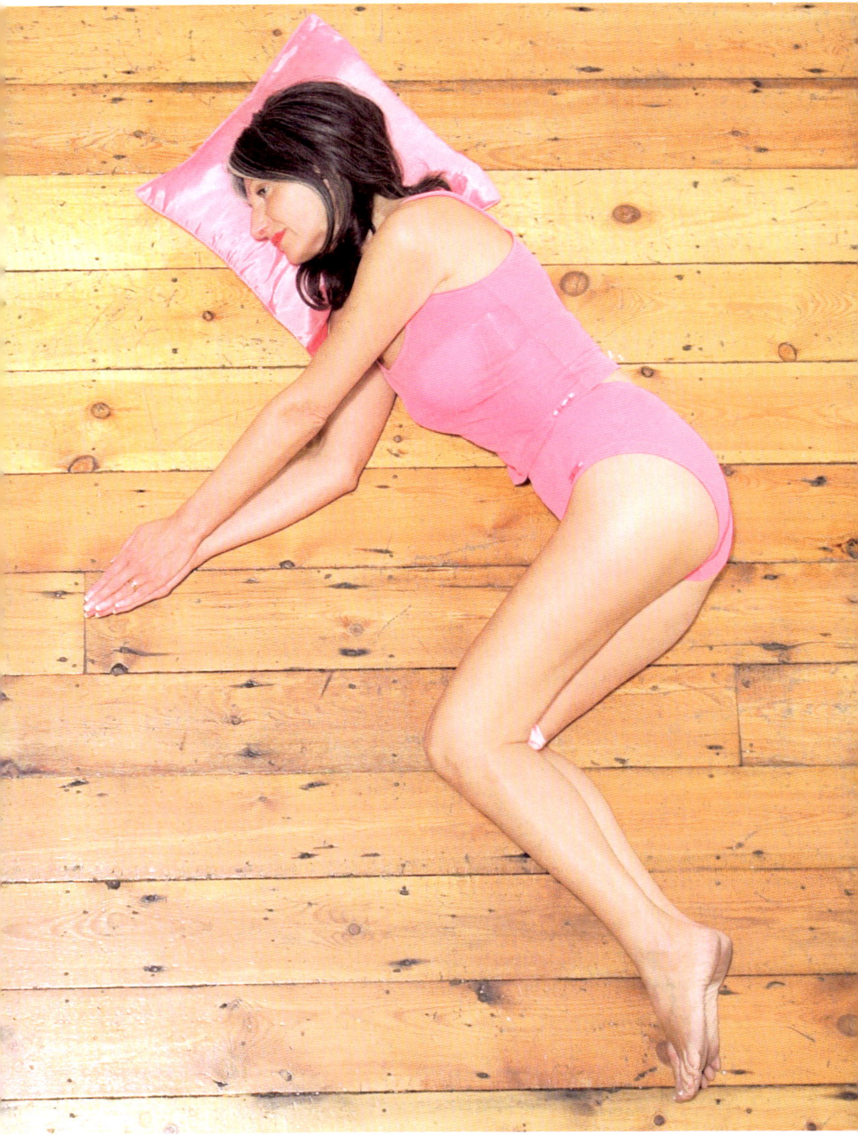

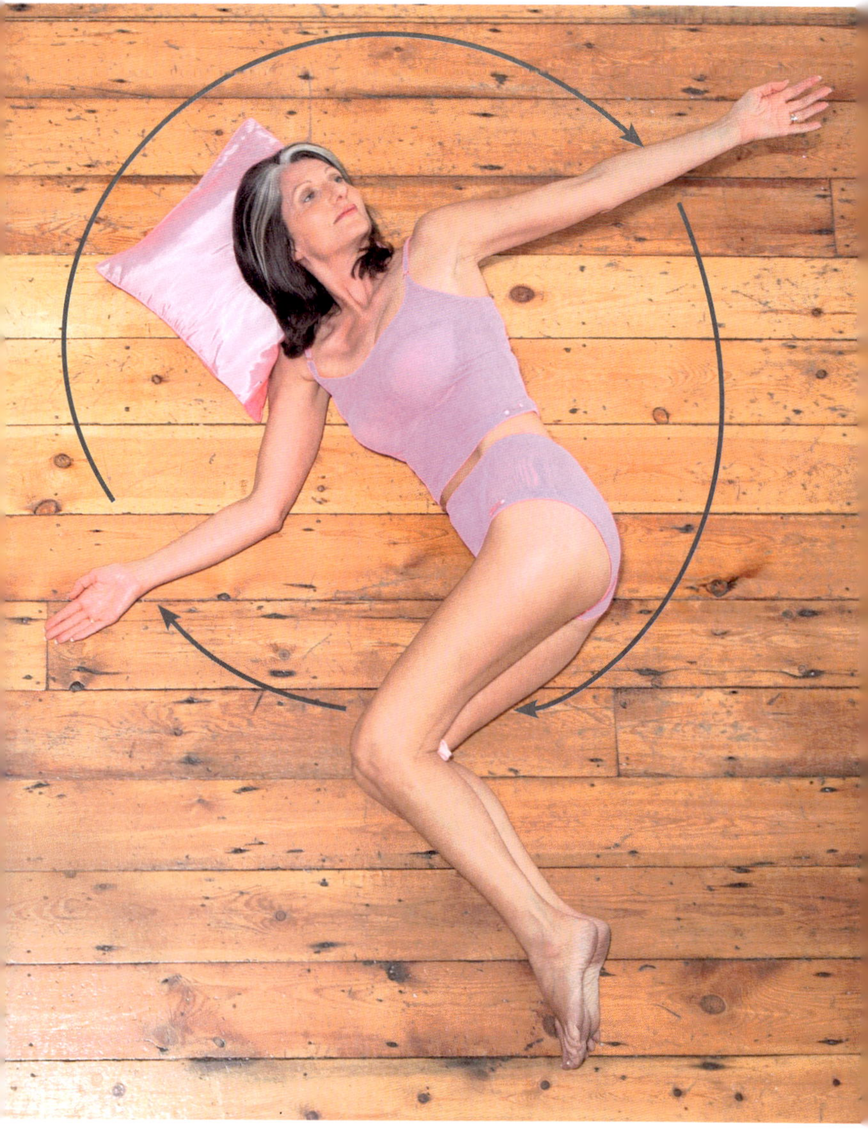

décollement des épaules

Ce formidable exercice vous débarrassera de toutes les tensions accumulées dans la région des épaules et du cou. Il est idéal si vous avez eu une journée très stressante.

↘ Objectif

Relâcher les tensions dans le buste.

↘ Position de départ

Allongez-vous en position de relaxation (voir page 23). Faites rouler doucement la tête d'un côté puis de l'autre, comme dans l'exercice de rotation du cou de la page 42.

↘ Mouvement

→ Tendez les deux bras vers le haut à l'aplomb de vos épaules, les paumes face à face.

→ Tendez un bras vers le plafond en étirant le bout des doigts et

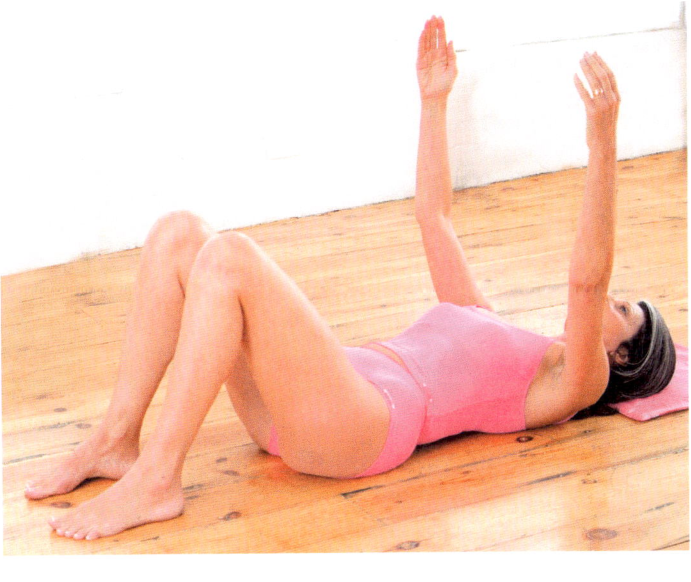

en décollant l'omoplate du sol. Puis relâchez le bras.

→ Répétez dix fois pour chaque bras. Vous devez sentir le haut du dos s'ouvrir et les tensions des épaules fondre dans le sol.

↘ Précautions

Maintenez la distance entre les oreilles et les épaules. L'omoplate décolle du sol, mais les muscles de dessous continuent à travailler.

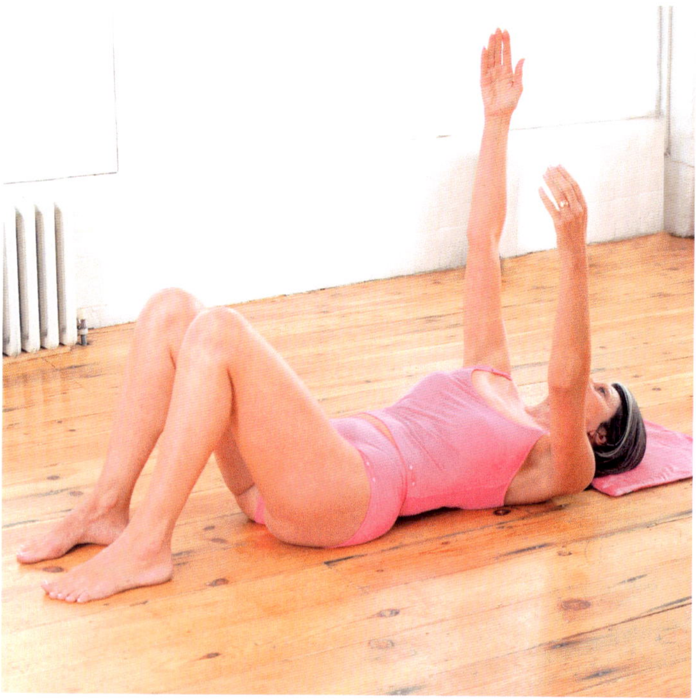

étirement des fléchisseurs des hanches

↘ Objectif

Étirer doucement les fléchisseurs des hanches. Si vous êtes assis toute la journée, ces muscles sont probablement raccourcis, ce qui provoque une bascule avant du bassin.

↘ Position de départ

Allongez-vous en position de relaxation (voir page 23).

↘ Mouvement

→ Prenez une inspiration ample et profonde pour vous préparer.

→ Expirez, remontez le périnée et rentrez le ventre. En conservant ce creusement du bassin, montez le genou droit sur la poitrine en descendant l'os de la cuisse dans l'articulation de la hanche.

→ Inspirez en agrippant la jambe droite sous le genou ou derrière la cuisse. Si vous avez des problèmes de genou, tenez la jambe derrière la cuisse pour ne pas comprimer l'articulation du genou.

→ Expirez, le périnée toujours contracté, et allongez la jambe gauche en la faisant glisser au

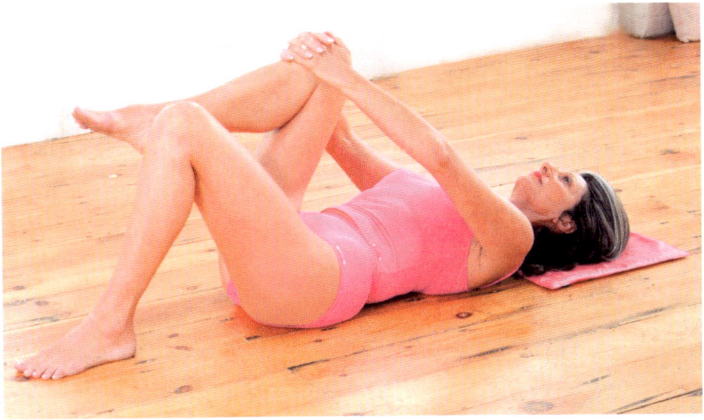

sol. Le bas du dos doit rester neutre. Si vous vous cambrez, pliez légèrement le genou gauche. Maintenez cet étirement pendant cinq respirations.

→ Inspirez et remontez la jambe gauche en la faisant glisser au sol.

→ Expirez, remontez le périnée et rentrez le ventre en faisant descendre la jambe droite. Les abdominaux restent contractés.

→ Répétez le mouvement deux fois de chaque côté en gardant les épaules basses et relâchées.

↘ Précautions

- Vérifiez la position du buste. Les coudes sont ouverts, le sternum souple, les omoplates basses et le cou relâché.
- Êtes-vous bien en position neutre ?

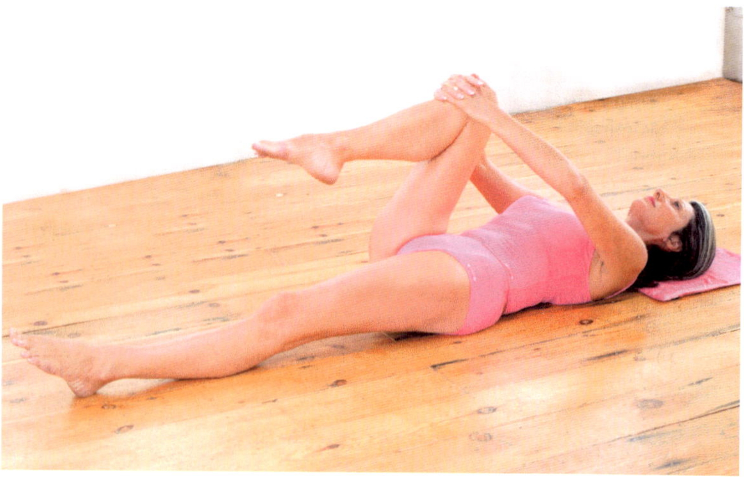

relaxation minute

↘ Objectif

Utilisez cette technique pour repérer et libérer les tensions dans le corps – c'est le meilleur moyen de terminer la journée ou n'importe quelle séance de sport. L'idéal est de persuader un ou une ami(e) de vous lire les instructions à voix haute. Sinon, enregistrez-les.

↘ Matériel

Un grand coussin (facultatif).

↘ Position de départ

Allongez-vous en position de relaxation (voir page 23) et laissez votre corps se fondre dans le sol en vous étirant et en vous ouvrant. Au besoin, placez un gros coussin sous vos genoux.

↘ Mouvement

- → Prenez conscience de vos pieds. Relâchez la plante des pieds et déroulez les orteils.
- → Relâchez les chevilles.
- → Relâchez les mollets.
- → Détendez les genoux.
- → Détendez les cuisses.
- → Ouvrez les hanches.
- → Laissez le creux des reins se fondre dans le sol comme si vous vous enfonciez dans les plis d'un hamac.
- → Visualisez la colonne dans toute sa longueur.
- → Prenez conscience de vos mains, étirez les doigts loin des paumes, sentez le centre de vos paumes s'ouvrir.
- → Laissez vos doigts s'enrouler et relâchez les paumes.
- → Ouvrez les coudes.
- → Détendez l'avant des épaules.
- → À chaque expiration, écartez les omoplates.
- → Relâchez le sternum.
- → Relâchez le cou.
- → Vérifiez votre mâchoire : elle doit être détendue et ouverte.
- → Laissez la langue s'affaisser à sa base et reposer confortablement au fond de la bouche.
- → Vos lèvres sont délicatement fermées.
- → Vos yeux sont délicatement fermés.
- → Le front est détendu et totalement lisse.
- → Le visage est souple.
- → Le corps est souple et chaud.

→ La colonne repose délicatement au sol.

→ Soyez attentive à votre respiration, sans l'interrompre. Contentez-vous d'écouter son rythme naturel.

↘ À la fin d'une séance de relaxation

- Laissez votre tête rouler délicatement d'un côté en se laissant entraîner par son propre poids.
- Ramenez-la lentement au centre et laissez-la rouler de l'autre côté, puis revenez au centre.
- Remuez les doigts, puis les orteils.
- Roulez très lentement sur un côté, et restez-y quelques minutes avant de vous relever tout doucement.

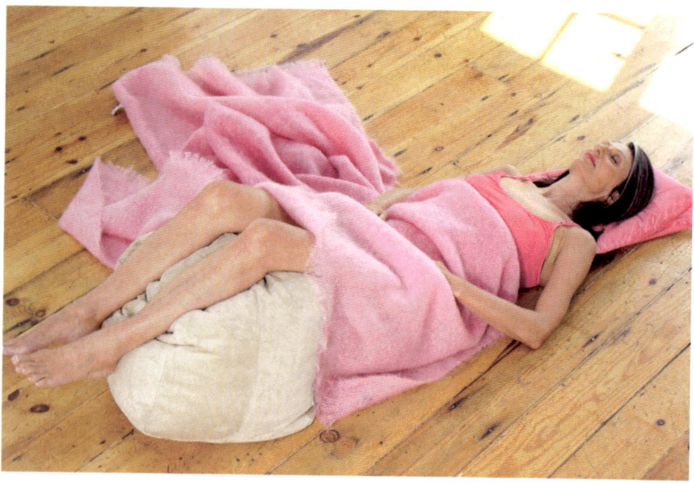

techniques de relaxation

Parfois, une boisson chaude et cinq minutes les pieds en l'air ne suffisent pas à se détendre complètement. Pour libérer les tensions de l'esprit et des muscles avant d'aller au lit, essayez l'une ou l'autre ou ces trois techniques de relaxation.

Massage d'aromathérapie

Les bienfaits d'un massage d'aromathérapie sont triples. Premièrement, les mouvements de massage détendent les muscles noués et libèrent les tensions des pieds à la tête. Deuxièmement, en enduisant votre peau d'huiles d'aromathérapie, vous respirez leur parfum – de minuscules molécules qui influent sur votre humeur et votre sensation de bien-être. Et troisièmement, les huiles qui pénètrent dans l'organisme via la peau lui procurent des bienfaits physiques.

Il est crucial de choisir le bon mélange d'huiles essentielles. Évitez les huiles stimulantes tels le romarin, la bergamote et la menthe au profit d'huiles apaisantes. La camomille, la lavande, le néroli, l'ylang-ylang et la rose sont d'excellents choix. Essayez des mélanges déjà prêts.

Il faut au moins vingt minutes pour que les huiles pénètrent. La durée idéale d'un massage d'aromathérapie est d'une heure. Le meilleur moyen de pratiquer l'automassage est de se mettre debout (près d'une chaise pour se tenir) et de procéder de la manière suivante.

- Réchauffez un peu d'huile dans la paume de vos mains et posez-les sur votre visage. Inspirez et expirez lentement à trois reprises pour humer son parfum. Pendant ce temps, essayez de détendre tous les muscles, de haut en bas.
- Placez le bout des doigts à la naissance des cheveux et massez délicatement en direction du sommet de la tête avant de redescendre sur la nuque en exerçant des mouvements circulaires fermes. Massez derrière les oreilles avec l'index, puis frictionnez délicatement les oreilles et les lobes entre l'index et le pouce.
- Massez le menton et la mâchoire en exerçant des mouvements circulaires à partir du centre, et montez vers les joues et le nez, puis jusqu'au front. Massez le contour des yeux avec le majeur. Commencez dans le

coin intérieur et suivez l'orbite en exerçant une pression délicate au-dessous puis au-dessus de l'œil. Répétez trois fois.

→ Puis occupez-vous de vos pieds. Commencez par une technique de massage facile appelée effleurage ; il s'agit de longues caresses vers le haut et le bas avec la paume de la main. Massez chaque jambe, puis les fessiers, le ventre, la poitrine, les bras et les épaules. Reprenez un peu d'huile pour chaque partie du corps.

→ Si vous le pouvez, massez également le dos (voir page 94). Après avoir terminé, asseyez-vous et détendez-vous quelques minutes.

ATTENTION !

Pour la plupart, les huiles essentielles et les techniques de massage ne conviennent pas aux femmes enceintes. Demandez conseil à votre médecin ou à un aromathérapeute.

Respiration profonde

La plupart d'entre nous ne savons plus respirer correctement. Notre mauvaise posture, la pollution et notre rythme de vie effréné nous dépouillent de l'énergie vitale de l'oxygène. Une bonne respiration peut instantanément redynamiser l'organisme tout en apaisant les sens. À chaque activité correspond un type de respiration – nous utilisons par exemple la respiration latérale dans les exercices Pilates, mais pour la relaxation, la respiration profonde est la plus appropriée, car elle gonfle les poumons et le ventre.

- Supprimez toute distraction et tout risque d'interruption – téléphone, radio, télévision et tierce personne. Veillez à ce que la pièce soit chaude et agréable, et l'éclairage doux (l'éclairage à la bougie est idéal).
- Asseyez-vous confortablement sur une chaise, les deux pieds à plat au sol ou les jambes croisées sur un coussin. Le dos est droit, les yeux fermés et la mâchoire et les muscles faciaux sont détendus.
- Inspirez par le nez en gonflant le ventre plutôt que la poitrine. (Pour faciliter les choses, placez une main sur le ventre et regardez-la monter et descendre.) Voyez vos poumons s'emplir d'air dans toutes les directions, un peu comme un ballon que l'on gonfle.
- Expirez doucement et lentement par la bouche. L'expiration doit durer deux fois plus longtemps que l'inspiration. Vous devez vider totalement vos poumons.

- Concentrez-vous sur le son doux et rythmé de votre respiration pendant cinq minutes avant d'ouvrir lentement les yeux et de reprendre contact avec votre environnement.

Méditation

Après avoir fait profiter votre corps des effets apaisants de la respiration profonde, passez à l'étape supérieure avec cette simple technique de méditation. Sa pratique régulière peut faire baisser la tension, ralentir le rythme cardiaque et lutter contre le stress. Elle clarifie l'esprit, redynamise l'organisme et concentre les énergies. L'idéal est de prévoir une séance de quinze à vingt minutes. Au début, si vous éprouvez des difficultés de concentration, commencez par des séances plus courtes puis augmentez progressivement la durée sur une semaine.

- Comme pour la respiration profonde, asseyez-vous dans une position confortable et dans un endroit calme.
- Videz votre esprit des soucis accumulés dans la journée jusqu'à ce que vous puissiez vous concentrer sur une seule et unique pensée, image ou affirmation positive.
- Si vous préférez, répétez le mantra « om » (exprimé en un long son) à voix haute ou mentalement.
- Quand vous souhaitez vous arrêter, reprenez progressivement contact avec votre environnement – d'abord les bruits et les odeurs, ensuite la vision de ce qui vous entoure. Levez-vous lentement, puis déplacez-vous à votre rythme.
- Bien enseignée, la méditation profonde peut profiter à tous les aspects de votre vie. Pour en explorer tout le potentiel, inscrivez-vous à un cours de raja yoga ou de méditation transcendantale, ou faites une retraite pour une immersion totale.

✱ PARFUMS DE SÉRÉNITÉ

Optimisez votre temps de relaxation en créant une atmosphère apaisante dans la chambre, la salle de bains ou le salon. Allumez votre bougie d'aromathérapie préférée ou vaporisez dix gouttes d'huile essentielle de bonne qualité diluée dans de l'eau. Voici quelques huiles de bien-être propices à la détente :

- **lavande**
- **géranium**
- **ylang-ylang**
- **néroli**
- **rose**

un sommeil paisible

Le sommeil réparateur n'est pas une invention : votre corps a besoin de huit heures de sommeil en moyenne par jour pour se régénérer et se reconstruire. Quand vous faites la fête – avec ce que cela implique de dégâts causés par le tabac, l'alcool et une mauvaise alimentation –, votre organisme a beaucoup de mal à alimenter vos organes par le biais du sang (notamment la peau).

On pense également que les rêves – qui ne peuvent se produire que pendant le sommeil paradoxal – sont bons pour l'esprit, car ils contribuent à relâcher les tensions et à combattre l'anxiété. À long terme, le manque de sommeil se traduit par des difficultés de concentration, un teint terne, une montée du stress, des difficultés de réparation des tissus et un mauvais fonctionnement des muscles.

L'heure du coucher est également très importante. Les récentes recherches ont montré que c'est entre 22 heures et minuit que l'organisme fait le plus d'efforts pour atteindre son sommeil critique – se coucher et se lever tard n'est donc pas une solution. Voici quelques conseils qui, ajoutés aux techniques de relaxation des pages précédentes, devraient vous aider à vous préparer à un sommeil réparateur.

- Votre lit doit être confortable et accueillant. Entourez-vous de couettes, de couvertures, de draps, de coussins et d'oreillers douillets aux couleurs douces et aux textures délicates (soie et pilou).
- Surveillez la hauteur de votre oreiller. La tête et les épaules doivent former un angle droit avec celui-ci pour soulager les muscles du cou.
- La chambre doit être bien aérée. La température doit être agréable : ni trop élevée pour que vous ne soyez pas agitée, ni trop basse pour que vous puissiez vous détendre.
- Enfin, si la chambre est trop lumineuse, portez un masque, et si elle est trop bruyante, mettez des bouchons d'oreilles.

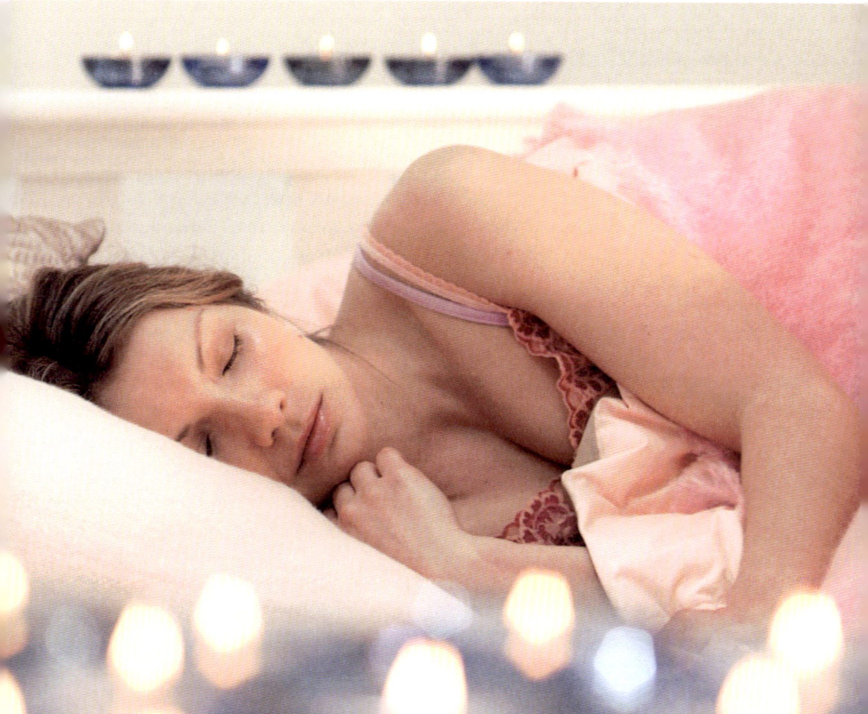

séances d'entraînement

Les séances d'entraînement Pilates présentées dans ce livre et dont la liste suit durent environ 40 minutes et sont parfaitement équilibrées. Essayez de faire cinq séances différentes par semaine. Lorsqu'un exercice se décline en différents niveaux, exercez-vous au niveau qui vous convient.

↘ Numéro une

↘ Numéro deux

↘ Numéro trois

↘ Numéro quatre

✱ LISTE DES CENTRES PILATES EN FRANCE

Paris

- Le studio Pilates de Paris

39, rue du Temple, 75004 Paris.
Tél. : 01 42 72 91 74. www.studipilatesdeparis.com

- Corebody Centre Pilates

76, bis rue des Saints-Pères, 75007 Paris.
Tél. : 01 45 49 97 29.

www.corebodypilates.com

- Rituel Studio

16, rue de la Grande Chaumière 75006 Paris.
Tél. : 01 53 10 86 00.

www.rituelparis.com

Cannes

- Studio Pilates

4, rue de Turckheim, 06400.
Tél. : 04 92 99 15 74.

Grenoble

- Pila'FIT, 38000. Tél. : 04 76 96 52 51.

Lille

- Espace Pilates Harmonie

24-26, rue du Metz, 59000.
Tél. : 03 20 55 14 51.

Marseille

- Monica Germani, cours à domicile.
  Tél. : 06 11 98 44 54.

Nice

- Studio Pilates. Tél. : 04 93 82 54 17.

Imprimé en Espagne par Cayfosa
pour le compte d'Hachette-Livre (Marabout),
43, quai de Grenelle, 75905 Paris Cedex.
Achevé d'imprimer en février 2012
ISBN : 978-2-501-07811-5
Dépôt légal : avril 2012
4108510 / 01